Starke Workouts

für Senioren

von
Ilka Holst und
Anke Haberlandt

SingLiesel

Druck
FINIDR, Czech Republic

Gestaltung
grundmanngestaltung

Satz
Martin Janz, Freiburg i.Br.

Umschlag
Martin Janz, Freiburg i.Br.

Fotos
© Johannes Röser

Icons
Gummiband: © vectorwin/shutterstock.com
Handtuch: © anastasiia ivanova/ shutterstock.com
Hantel: © graphixmania/shutterstock.com
Kissen: © davooda/shutterstock.com

ISBN 978-3-948106-12-6

Liebe Leserin, lieber Leser,

es ist allgemein anerkannt, dass Bewegung unabhängig vom Alter positive Auswirkungen auf das Herz und den Kreislauf, auf das Immunsystem sowie die Knochenstärke hat. Zudem fördert Bewegung die geistige Fitness und hält uns alle körperlich in der Lage, den Alltag eigenständig zu gestalten.

Wir geben Ihnen mit diesem Buch eine Sammlung von verschiedenen Übungen für bestimmte Körperbereiche sowie Workouts, kleine Mini-Programme mit unterschiedlichen Schwerpunkten an die Hand, die zur Förderung der Muskelkraft geeignet sind. Die Workout-Übungen werden in verschiedene Schwierigkeitsstufen (Level) differenziert.

Das Training kann nach einem Baukasten-System je nach Tagesform und der zur Verfügung stehenden Zeit individuell gestaltet werden mit einer Übung, mit zwei Übungen, mit einem Mini-Programm.

Ergänzt werden die Kräftigungsübungen durch ein vorbereitendes Aufwärmen (Verletzungsprophylaxe) und ein nachbereitendes Abwärmen (Cooldown). In weiteren Kapiteln finden Sie allgemeine Tipps und Übungen, die Ihre Beweglichkeit unterstützen.

Achtung, jetzt ist es so weit: Legen Sie los! Blättern Sie durch das Buch, suchen Sie sich einzelne Übungen oder Mini-Programme aus. Genießen Sie die angenehmen Effekte des In-Bewegung-Kommens.

Wir freuen uns, dass Sie mit diesem Buch mehr Aktivität in Ihren Alltag bringen werden!

Viel Freude beim Üben mit diesem Buch wünschen

Anke Haberlandt und Ilka Holst

INHALT

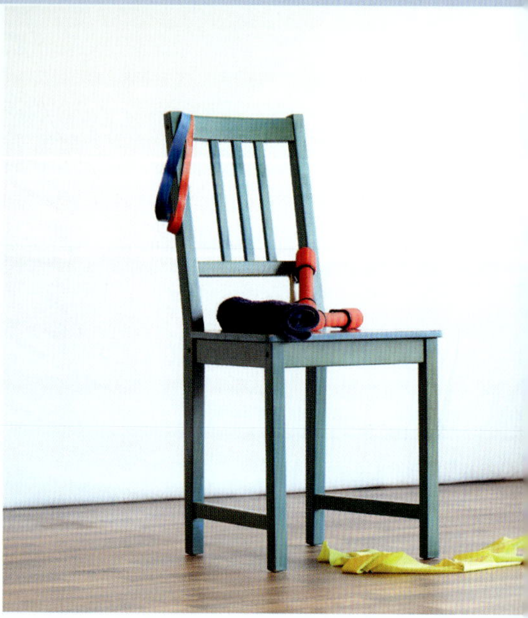

DIE ÜBUNGEN

WORKOUT – MINI-PROGRAMME

Üben mit dem Buch

SO KLAPPT DAS TRAINING ZUHAUSE

Zu Beginn widmen wir uns der Vorbereitung für ein sicheres und effektives Training in den eigenen vier Wänden.

ÜBUNGSPLATZ

Gehen Sie mit offenen Augen durch Ihre Wohnung und halten Sie Ausschau nach einem Platz, der für ein Workout geeignet scheint:

- Breiten Sie Ihre Arme aus und drehen Sie sich langsam um sich selbst, ohne dabei Wände oder Einrichtungsgegenstände zu berühren.
- Wenn Ihr gewähltes Übungsprogramm eine Bodenübung enthält, sollten Sie außerdem genügend Platz haben, um sich auszustrecken.
- Prüfen Sie den Boden auf eventuelle Stolperfallen, wie z. B. Teppichläufer.

KLEIDUNG

Tragen Sie bequeme, sporttaugliche Kleidung. Aufgrund einer möglichen Verletzungsgefahr ist es empfehlenswert, auf das Tragen von Schmuck, Gürtel und überlangen Hosen zu verzichten.

Für einen sicheren Stand und rutschfreie Bewegungen im Raum (Aufwärmübungen) empfehlen wir das Tragen von Antirutsch-Socken, festem Schuhwerk ohne Absatz oder Turnschuhen. Wenn Sie möchten, können Sie das Training auch barfuß durchführen.

HILFSMITTEL

Für einige Übungen benötigen Sie eine rutschfeste **Gymnastikmatte**. Üben Sie auf einem Teppichboden, können Sie gegebenenfalls auf eine Wolldecke oder ein großes Badetuch ausweichen. Wir empfehlen eine Mattendicke von mindestens 0,8 cm. Auf etwas dickerem Material liegt es sich für viele Menschen bequemer, da die Matte das Gewicht des Körpers abpuffert.

Wählen Sie einen **Stuhl** ohne Armlehne und mit stabilem Stand, ohne Rollen.

Die folgenden Hilfsmittel tauchen in den Übungen immer mal wieder auf. Die kleinen Symbole geben an, welche Hilfsmittel entweder für die ganze Übung oder nur für eine Variante benötigt werden.

Sie benötigen ein Paar **Hanteln** als Zusatzgewicht. Als Alternative können Sie das Hantelpaar durch zwei mit Leitungswasser gefüllte, gleich große Plastikflaschen ersetzen. Achten Sie darauf, dass die Flaschen sicher verschlossen sind und dass Sie diese gut greifen können.

Bei einigen Übungen kommt ein **Gummiband** zum Einsatz. Überprüfen Sie es vor jedem Einsatz auf kleine Risse oder Löcher, um ein Zerreißen unter Spannung zu vermeiden. Bewahren Sie Ihr Gummiband in einem verschließbaren Gefrierbeutel unter Verwendung von Babypuder auf.

Nutzen Sie ein klassisches **Handtuch** (etwa 50 x 100 cm), ein dünnes Sporthandtuch (Mikrofaser) oder einen Schal aus nicht dehnbarem Stoff für die Übungen

Bei Bodenübungen können Sie ein kleines **Kissen** als Unterlagerungshilfe z. B. für Ihre Knie nutzen.

GESTALTUNG EINER TRAININGSEINHEIT

Zur Durchführung Ihrer Übungsrunde orientieren Sie sich am besten am Aufbau dieses Buchs.
Beginnen Sie mit dem Aufwärmen (Aufwärm-Ritual, S. 16). Danach folgt die von Ihnen ausgesuchte Übung oder das gewünschte Mini-Programm. Beenden Sie Ihr Workout mit Bewegungen aus dem Kapitel „Abwärmen" (Cool-down, S. 20) und „Nachdehnen" (Post Stretch, S. 22). Dieser Ablauf wird Ihnen guttun.

Starten Sie mit ein Mal Training in der Woche und steigern Sie Ihre Übungsrunden je nach Wohlbefinden und Bedürfnis. Pausen dürfen sein!

Nutzen Sie jede Möglichkeit, um sich zu bewegen:

- Gehen Sie aktiv spazieren.
- Nehmen Sie die Treppe statt den Aufzug.
- Fahren Sie Fahrrad.
- Stehen Sie mehrmals hintereinander vom Stuhl auf.
- Stellen Sie sich beim Zähneputzen abwechselnd auf die Zehenspitzen und die Fersen.
- Tanzen Sie zu Ihrer Lieblingsmusik.
- Seien Sie kreativ!

TRINKEN

Achten Sie generell auf eine gute Flüssigkeitsversorgung im Laufe des Tages! Trinken Sie stilles Wasser, Saftschorlen oder Kräutertees. Unsere Empfehlung für Ihr Training lautet: Stellen Sie sich ein Glas Wasser in erreichbare Nähe. So können Sie bei Bedarf zwischen den Übungen oder direkt nach dem Workout trinken und damit Ihrem Körper etwas Gutes tun.

ESSEN

Ein Training direkt nach einer Hauptmahlzeit sollte vermieden werden, weil Ihre Muskulatur ausreichend mit Blut versorgt werden muss. Während der Verdauung befindet sich viel Blut in Ihrem Körperzentrum und kann nicht für Muskelarbeit bereitgestellt werden. Daher empfehlen wir Ihnen, nach dem Essen zur Bewegungseinheit einen Abstand von mindestens 1,5 Stunden einzuhalten. Richten Sie sich nach Ihrem Wohlbefinden und gehen Sie ohne Völlegefühl in das Workout.

HERUNTERGEHEN UND AUFSTEHEN

Grundsätzlich gilt: Finden Sie Ihre persönliche Lösung zum Heruntergehen und Aufstehen. Sie können krabbeln, sich abstützen, sich drehen, sich hochziehen, sich hochschieben, über die Seite rollen – alles ist erlaubt, in Ihrer Geschwindigkeit und auf Ihre Art und Weise. Hauptsache ist, dass Sie sicher auf der Matte ankommen und sicher wieder aufstehen. Ein stabil stehender Stuhl kann als Hinuntergehhilfe und als Aufstehhilfe genutzt werden.

Vorschlag mit Stuhl

Der Stuhl steht mit der Sitzfläche zu Ihnen. Stützen Sie sich mit beiden Händen auf der Sitzfläche ab. Beugen Sie Ihre Knie etwas und spannen Sie Ihre Bauchmuskulatur nach innen und oben an. Bringen Sie nacheinander Ihre Knie zum Boden und setzen Sie sich hin. Von hier aus können Sie in jede andere Ausgangsposition gelangen.

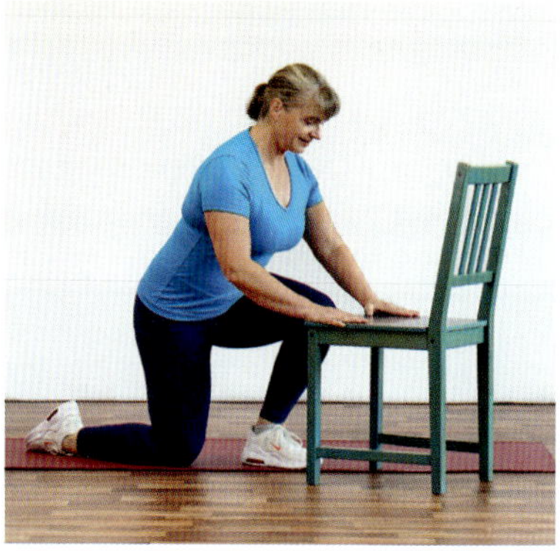

Vorschlag ohne Hilfsmittel

Stehen Sie hüftgelenksbreit und aufrecht. Stellen Sie einen Fuß mit der Fußspitze nach hinten auf und beugen Sie dabei beide Knie. Stützen Sie sich auf dem vorderen Oberschenkel ab und setzen Sie das hintere Knie auf dem Boden ab. Je nach Beweglichkeit finden Sie hier Ihren persönlichen Weg in die gewünschte Ausgangsposition, wie z. B. in die Bauchlage.

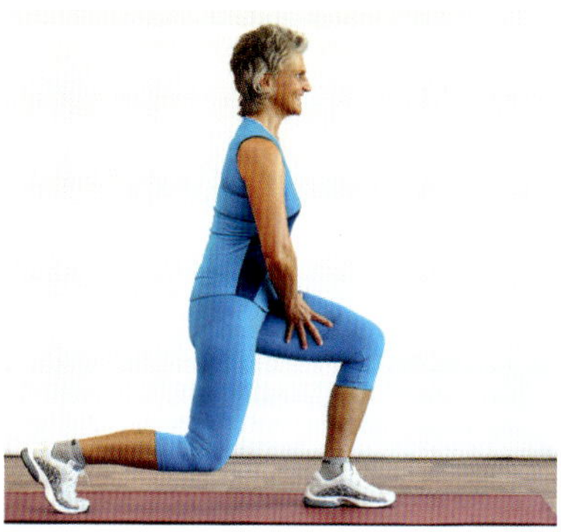

FREUDE UND WOHLBEFINDEN

Sicherlich stimmen Sie uns zu, dass Training Freude und auch Wohlbefinden schenken soll. Damit das Training „etwas bringt", muss aber auch gearbeitet und geschwitzt werden. Wie kann es gelingen, beides unter einen Hut zu bringen?
Wichtig ist: Egal, wie Sie starten, fangen Sie an! Denn jeder kleinste Bewegungsbaustein, den Sie in Ihren Alltag einfügen, ist wertvoll. Er ist ein Teil des Weges, der Ihnen hilft, Ihre Fitness zu erhalten und Wohlempfinden zu gewinnen. Schätzen Sie sich wert und klopfen Sie sich auf die Schulter, wenn Sie eine kleine Bewegung durchgeführt haben. Schenken Sie sich ein Lächeln. Seien Sie stolz auf sich. Stimmen Sie sich positiv ein, indem Sie am Fenster stehen, die Arme ausbreiten und tief durchatmen. Lassen Sie die Sonne auf Ihr Gesicht scheinen. Machen Sie vor dem Workout und währenddessen Ihre Lieblingsmusik an! Klassik, Rock, Pop – Ihre persönliche Musikauswahl wird Sie dabei unterstützen, die ausgewählten Übungen in Hochstimmung zu turnen.

Entwickeln Sie für sich Bewegungsrituale, Bewegungsroutinen:

- Fahren Sie im Bett „Fahrrad".
- Stellen Sie sich beim Zähneputzen auf ein Bein.
- Nutzen Sie die Wartezeit in der Warteschlange an der Kasse zur Aktivierung Ihrer Beckenbodenmuskulatur (S. 57).
- Heben Sie den Wäschekorb mehrmals hintereinander hoch.
- Gehen Sie mit größeren oder kleineren Schritten, mal schneller oder mal etwas langsamer spazieren.
- Recken und strecken Sie sich, wann immer Sie wollen und so oft es geht.

RESÜMEE/FAZIT

Fühlen Sie jetzt in sich hinein: Was braucht Ihr Körper in diesem Moment? Recken, strecken? Mehrfach aufstehen? Um den Tisch gehen? Oder wäre es gut, Ihr Workout zu starten? Im Stehen, im Sitzen oder auf der Gymnastikmatte? Beginnen Sie mit dem Aufwärmen (S. 16).

Krafttraining Know-how

JEDE BEWEGUNG IST EINE GUTE BEWEGUNG

Zum Krafttraining gibt es viele Informationen in den Medien. In Büchern, Zeitschriften, Videos und im Internet findet sich viel Wissenswertes. Vielleicht stellen Sie sich eine der folgenden Fragen: Kann ich etwas falsch machen? Wie lange und wie oft sollte ich trainieren, damit meine Bewegungseinheit „etwas bringt"? Oder allgemeiner: Was ist *für mich* wichtig zu wissen? Zuallererst: Jede Bewegung, die Sie in Ihren Alltag integrieren, ist „Gold wert", denn Ihr Körper reagiert auf alles, was Sie mit ihm und für ihn tun. Aus diesem Grund: Fangen Sie an! Kommen Sie in Bewegung!

KRAFTFÄHIGKEIT AUFBAUEN

Ihr Körper wird auf jeden Bewegungsreiz reagieren, den Sie ihm geben. Es gibt Reize, die Ihrem Körper in der Intensität bekannt sind: Beispielsweise gehen Sie immer drei Stufen hinauf, um Ihre Haustür zu erreichen. Die Belastungsintensität dieser Bewegung hat sich Ihr Körper gemerkt und die Kraftfähigkeit aufgebaut, welche zur Überwindung der drei Stufen notwendig ist. Diese Fähigkeit (Kraft) der Bein- und Gesäßmuskulatur bleibt Ihnen erhalten, wenn Sie die Belastung, diesen Reiz des Treppensteigens regelmäßig wiederholen. Sofern Sie das Treppensteigen sehr selten durchführen, z. B. nur einmal in der Woche, wird es Ihnen jedes Mal schwerfallen, die Höhe zu überwinden. Die aufgebaute Kraftfähigkeit vergeht leider wieder, wenn der Abstand vom vorherigen zum nächsten Einsatz der Muskulatur und damit die Reize für die Muskelzellen zum Ausbau der Kraft ausbleiben bzw. zu spät gesetzt werden.

DAS PRINZIP ANPASSUNG

Durch dieses schlaue Prinzip der Anpassung und der Ökonomisierung des Körpereinsatzes wird Energie eingespart: Was nicht benötigt wird, wird im Körper zurückgebaut. Dies bedeutet z. B., dass weniger Kraftwerke in den Zellen vorhanden sind. In früheren Zeiten war diese Anpassung eine lebensnotwendige Maßnahme. Heutzutage haben wir freien Zugriff auf Nahrung und Wasser, leben geschützt in einer Wohnung und sind oftmals zu sogenannten Couch-Potatoes „mutiert". Es gibt demnach ein Zuviel an Zivilisation und ein Zuwenig an Bewegung!

ZIVILISATIONSKRANKHEITEN

Hieraus können die sogenannten Zivilisationskrankheiten wie Adipositas (Übergewicht), Bluthochdruck (Hypertonie) oder Herz-Kreislauf-Erkrankungen sowie eine verminderte Stressbewältigung entstehen. Eine geringere Fitness schränkt natürlich auch die Bewältigung des Alltags ein! Man ist nicht mehr so ausdauernd oder kraftvoll. Manche Dinge fallen einem koordinativ schwerer und oftmals gehen auch die Stimmung und die Lebenslust buchstäblich „in den Keller".

EIN GUTER START

Was können Sie tun? Sich bewegen! Ist es so einfach? Ja! Beginnen Sie – mit einer Übung oder einem Mini-Programm. Während der Übung sollten Sie ein deutliches, doch immer noch als angenehm empfundenes Belastungsgefühl spüren! Bereiche, in denen Schmerzen auftauchen, nehmen Sie bitte wahr und verändern Sie die Ausführung so, dass Sie schmerzfrei sind. Z. B. heben Sie Ihre Arme nicht mehr bis neben den Kopf, sondern nur noch bis vor die Stirn. Oder Sie legen sich ein gefaltetes Handtuch unter die Knie, wodurch der Druckschmerz im Gelenk verschwindet oder gemindert wird.

TRAINIEREN UND PAUSIEREN

Krafttraining ist ein Wechselspiel von Anstrengung und Pausen. Wenn Ihnen die Übung oder das Mini-Programm keine Anstrengung mehr abverlangt, steigern Sie die Herausforderung für Ihren Körper, indem Sie einen dritten, zusätzlichen Trainingsimpuls in der Woche setzen, z. B.:

- montags trainieren
- dienstags pausieren
- mittwochs trainieren
- donnerstags und freitags pausieren
- samstags trainieren
- sonntags pausieren

DAS GUTE LEVELING

Eine zweite Möglichkeit, dem Körper einen neuen überschwelligen Reiz anzubieten und ihn zur Anpassung anzuregen, stellt das sogenannte Leveling dar. Gehen Sie von der aktuellen Schwierigkeitsstufe (Level) zur nächstschwierigeren Ausführung der Übung über.

BELASTUNG UND WIEDERHOLUNG

Als dritte Möglichkeit können Sie das ausgewählte Mini-Programm zwei- bis dreimal hintereinander absolvieren und so die Belastungszeit ausweiten.
Führen Sie jede Übung unter Einhaltung einer guten Bewegungstechnik mit fließendem Atem so oft hintereinander aus, bis Sie erschöpft sind und quasi fast keine Wiederholung mehr möglich ist. Das Zeitfenster sollte 4 Sekunden (eine Wiederholung) bis 1,5 Minuten (ca. 20 Wiederholungen) umfassen.

DAS TRAININGSTAGEBUCH

Wenn Sie möchten, führen Sie ein Trainingstagebuch und notieren Sie sich folgende Punkte zum Workout-Training:

- Welche Übung(en) wählen Sie?
- Welche Zeit verbringen Sie mit jeder Übung (Trainingsdauer) bzw. wie viele Wiederholungen führen Sie an diesem Tag pro Übung durch?
- Wie beschreiben Sie Ihr Anstrengungsgefühl?

Beim zuletzt genannten Punkt achten Sie bitte darauf, die Belastung so zu wählen, dass Sie sich mit einem Lächeln in den Augen angenehm und dennoch spürbar anstrengen. Dies sichert Ihnen den gewünschten Trainingseffekt und anhaltende Motivation. Sie entwickeln und stärken Ihr Selbstvertrauen, weil Sie „etwas geschafft haben".
Durch das Trainingstagebuch können Sie die Fortschritte Ihres Workouts klarer erkennen und an nicht „ganz so guten Tagen" leichter die Motivation zum Weitermachen finden. Zudem kann Ihnen die Dokumentation bewusst machen, ob Sie genügend Trainingspausen einbauen. Pausen sind wichtig, da sich Ihr Körper in dieser Zeit regeneriert und an die zuvor gegebene Belastung anpasst. In den Workout-Pausen werden Sie kräftiger! Erfolgt das nächste Workout-Training zu schnell nach der vorherigen Einheit, tun Sie sich möglicherweise mit den Übungen schwerer als vorher. Trainieren Sie also pro Muskel zwei- bis viermal in der Woche oder merken Sie sich die Faustformel: Nach einem Trainingstag folgt ein Pausentag.

ANSPANNEN UND LOCKERLASSEN

Ein Muskel „merkt" sich (nur) die Zeit unter Spannung. Spannen Sie den Muskel an und lassen Sie wieder locker, spannen Sie an und lassen Sie wieder locker, „lernt" der Muskel, seine Kraft in diesem sehr kurzen Moment aufrechtzuerhalten. Halten Sie die Muskulatur länger unter mehr oder weniger starker Arbeitsspannung (Dauerspannung), „lernt" der Muskel, seine Kraft über einen längeren Zeitraum aufrechtzuerhalten. Diese Art des Krafttrainings ist unter dem Gesichtspunkt der Alltagsbewältigung zu bevorzugen.

BEWEGUNG TUT GUT

Wenn Sie regelmäßig trainieren, werden Sie zufriedener sein und nach und nach Herausforderungen des Alltags besser meistern können! Krafttraining bewirkt die Verbesserung der Ermüdungswiderstandsfähigkeit, fördert die Energiebereitstellung, vergrößert den Muskelquerschnitt und steigert die intramuskuläre Koordination. Dabei ist es egal, in welchem Alter Sie beginnen! Ihr Körper wird begeistert sein, die Bewegungsherausforderungen annehmen und mit mehr Kraft sowie besserem Gleichgewicht und ausgewogener Koordination antworten.

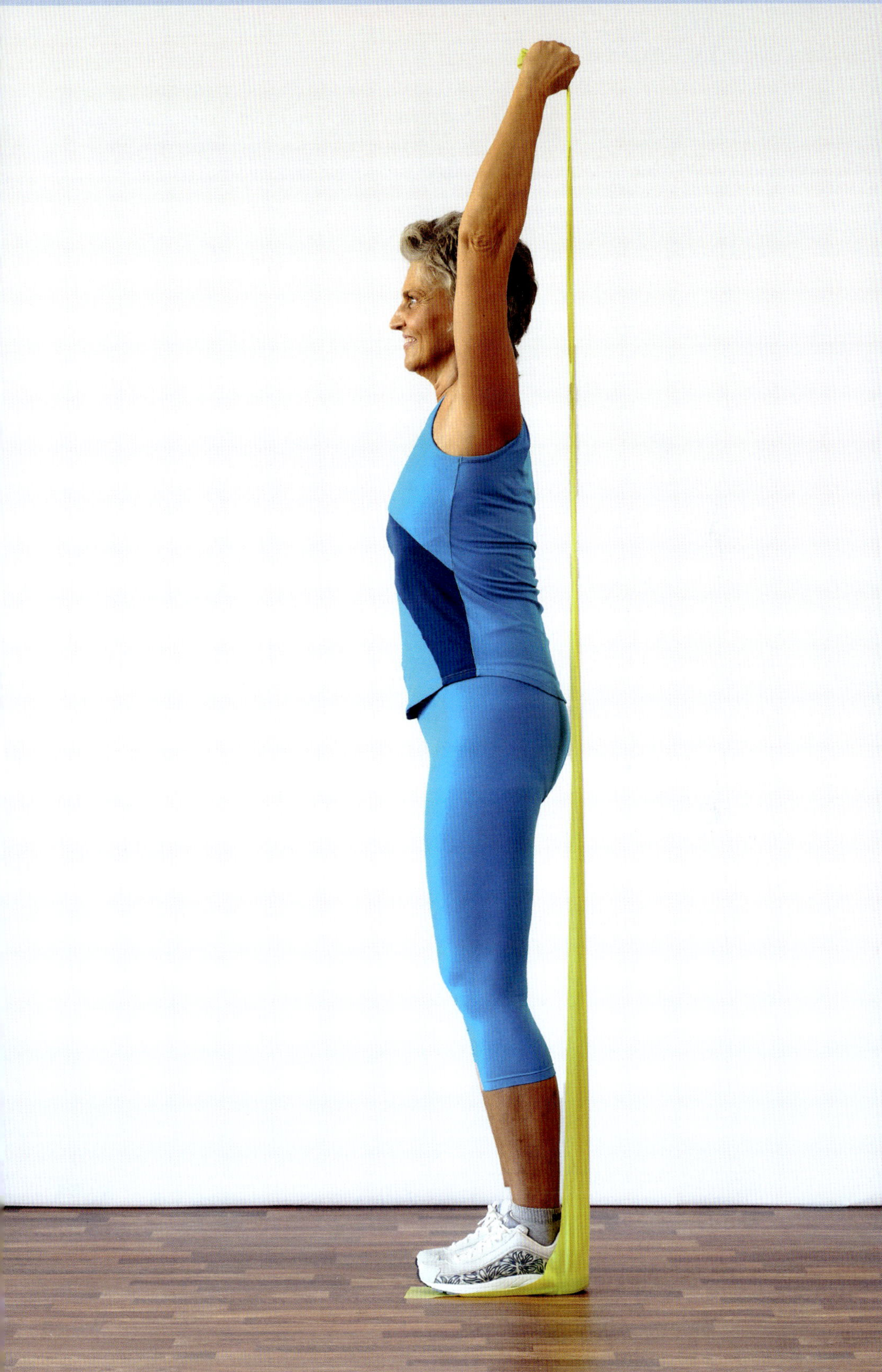

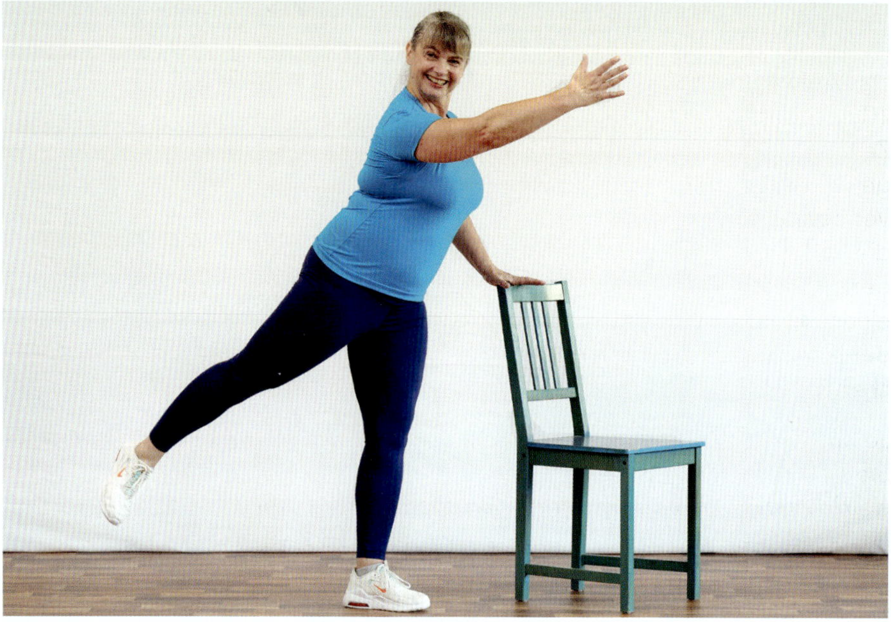

Aufwärmen

FÜR EINEN GESCHMEIDIGEN START

Sie haben beschlossen, ein Workout durchzuführen? Klasse! Ihre Gedanken sind nun darauf eingestimmt, aber Ihre Muskeln, Sehnen, Bänder sowie Ihr Herz-Kreislauf- und Nervensystem noch nicht. Damit Sie verletzungsfrei turnen können und alles, u. a. in den Gelenken, „wie geschmiert" laufen kann, sollten Sie sich aufwärmen.
Sie können das Aufwärmen auch als eigenen Bewegungsbaustein sehen und diesen jeden Tag, oder wann immer Sie möchten, durchführen. Dadurch gewinnen Sie schon wichtige Minuten der Aktivität.
Planen Sie, eine Übung, zwei Übungen oder gar ein Mini-Programm durchzuführen, gehört das Aufwärmen wegen seiner positiven Effekte auf den Organismus vor diese Kräftigungseinheiten!

AUFWÄRMEN – WIE UND WIE LANGE?

Das Aufwärmen sollte zwischen 10 und 15 Minuten dauern. Diese Zeitspanne ist notwendig, um die gewünschten Effekte, wie z. B. die Vermehrung der Gelenkschmiere, die Verbesserung der Gleitfähigkeit der einzelnen Anteile einer Sehne, eines Muskels oder die Erhöhung der Stoffwechselaktivität zu erreichen.

Je nachdem, wie stabil und sicher Sie sich im Stand bewegen können, werden die Aufwärmübungen frei im Raum oder eben mit einer Hand an der Stuhllehne oder an der Wand geturnt. Wichtig ist, dass Sie sich wohlfühlen. Passen Sie bitte das Tempo der Bewegungen Ihren Möglichkeiten an. Atmen Sie regelmäßig und relativ locker ein und aus. Mitsingen und Lächeln ist erlaubt!

Wiederholen Sie die einzelnen Übungen mehrere Male in einem Durchgang. Wenn Sie möchten, können Sie von dem ganzen Aufwärm-Ritual (9 Übungen) mehrere Durchgänge hintereinander ausführen. Bleiben Sie so lange im „Aufwärm-Modus", bis Sie mindestens 10 Minuten in Bewegung gewesen sind.

FREUDE AN DER BEWEGUNG

Beobachten Sie, wie Ihnen langsam warm wird, die Freude an der Bewegung nach und nach steigt und die Gelenke geschmeidiger werden. Insgesamt wird Ihnen wärmer und Sie werden sich noch besser fühlen. Wenn Sie jederzeit sprechen oder bei laufender Musik mitsingen können, dann bewegen Sie sich in einem angemessenen Belastungsbereich.

Aufwärm-Ritual

1
SPAZIERGANG AUF DER STELLE

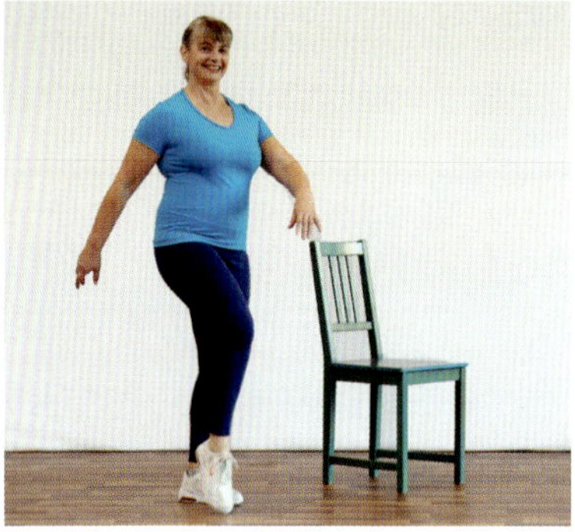

Gehen Sie locker auf der Stelle und rollen Sie die Füße von den Spitzen zu den Fersen ab.

2
SPAZIERGANG MIT SCHULTERKREISEN

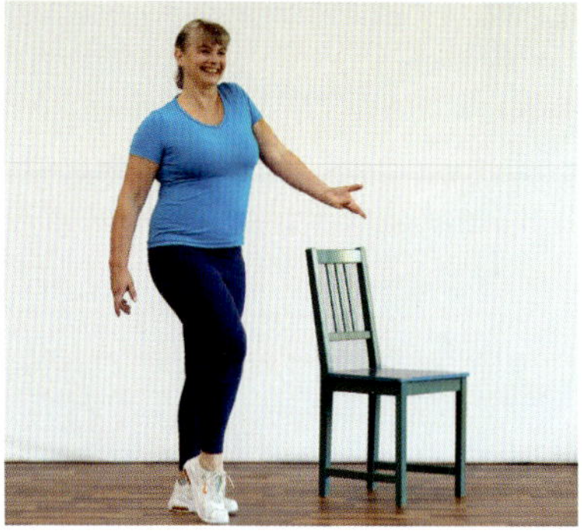

Gehen Sie locker auf der Stelle und kreisen Sie jede Schulter einzeln oder beide Schultern gemeinsam von vorn nach hinten.

3
SPAZIERGANG MIT ANGEWINKELTEN ARMEN

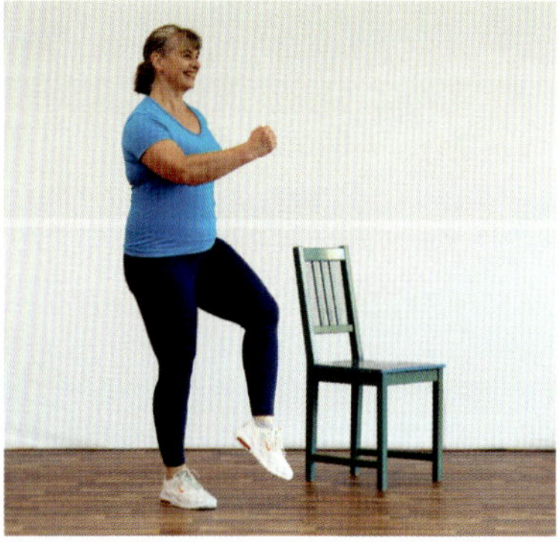

Gehen Sie locker auf der Stelle und bewegen Sie die Arme vor und zurück; die Arme sind dabei um ca. 90 Grad angewinkelt.

4
FEDERN MIT „FLAMENCO"

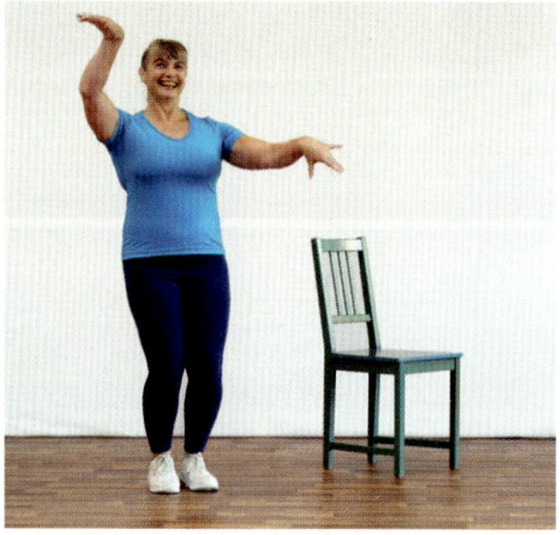

Federn Sie in den Knien und bewegen Sie dabei die Handgelenke und Finger wie beim Flamenco.

5
TAPP „HEISSER SAND"

1

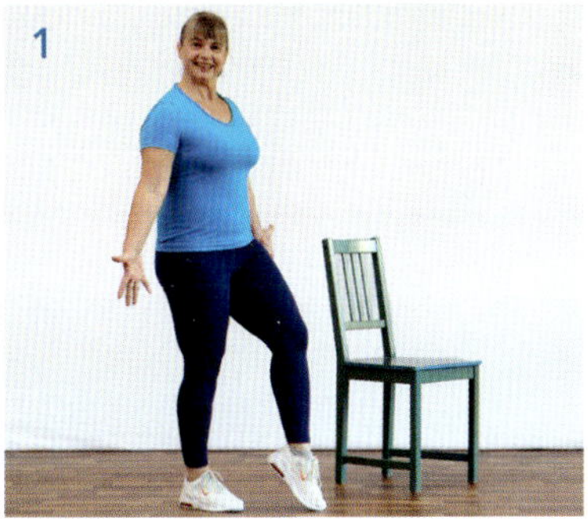

2

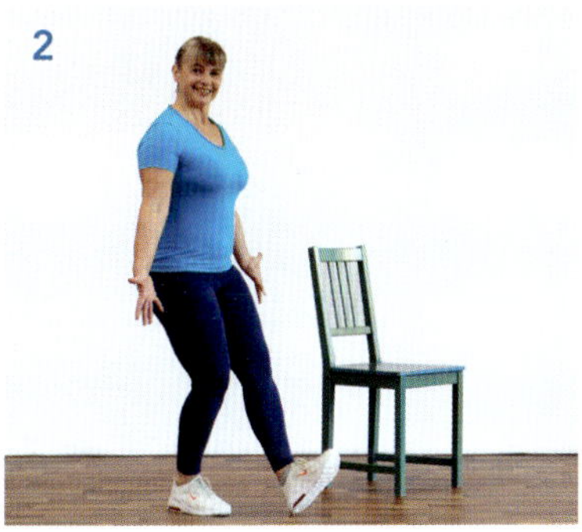

3

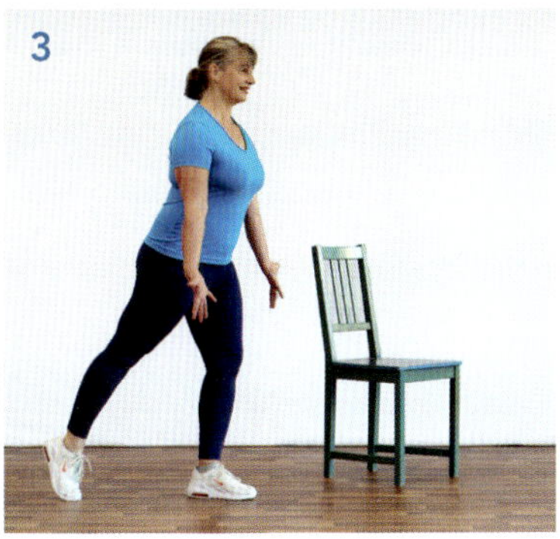

Tippen Sie 1 die Fußspitzen und 2 Fersen vorn, zur Seite oder 3 hinten auf; die Richtung „hinten" ist nur als Fußspitzen-Tapp möglich.

6
KICK „KUNG-FU"

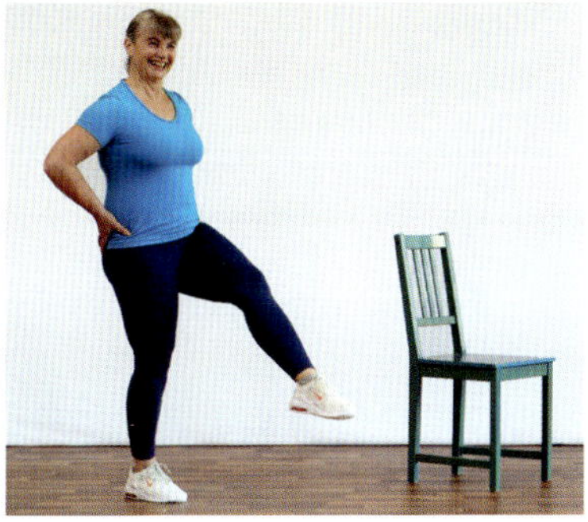

Führen Sie unter Spannung den Unterschenkel nach vorn und zurück unter den Oberschenkel (Bewegung im Kniegelenk); bewegen Sie die Beine im Wechsel oder mehrmals auf einer Seite hintereinander.

7
„SKILANGLAUF"

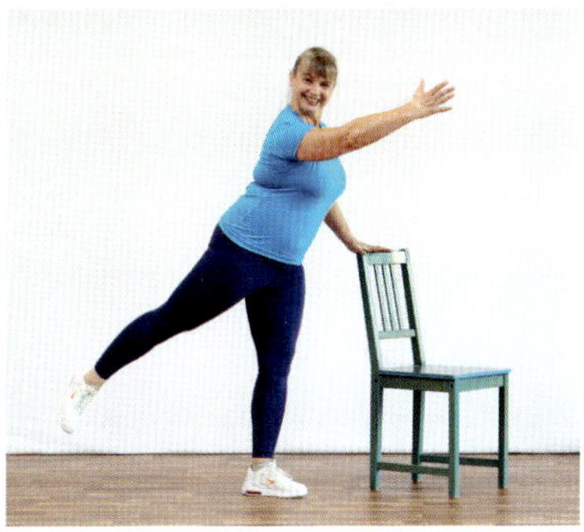

Strecken Sie die Beine im Wechsel lang nach hinten aus (Bewegung im Hüftgelenk), die Arme können mitmachen; halten Sie sich bei Unsicherheiten gern an einem Stuhl fest.

8
WIRBELSÄULE „WELLE“

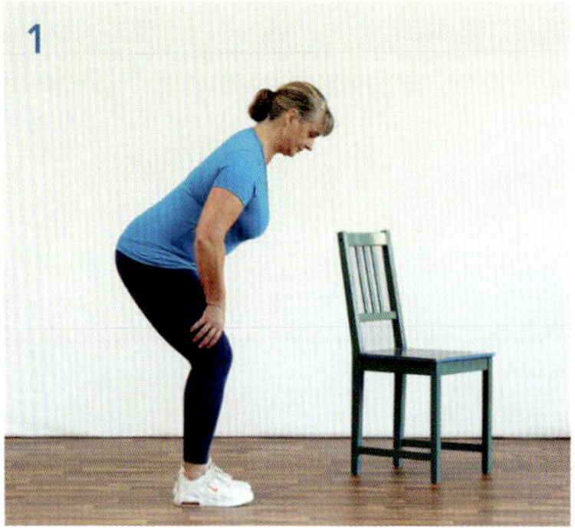

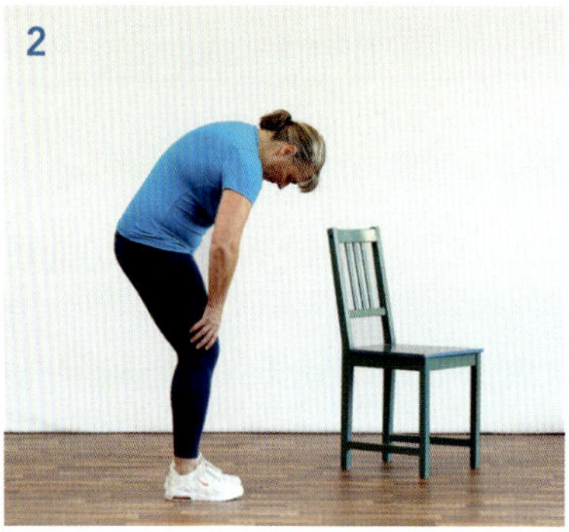

1 Runden (Wellenberg) und 2 strecken (Wellental) Sie sanft die gesamte Wirbelsäule; stützen Sie die Hände dabei auf den Oberschenkeln ab.

9
WIRBELSÄULE „PFEFFERMÜHLE“

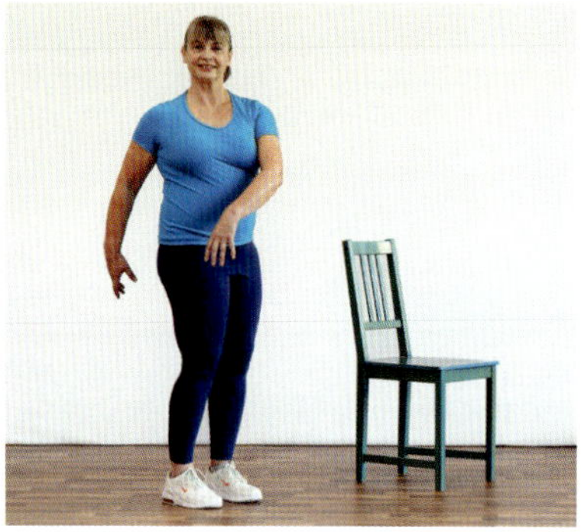

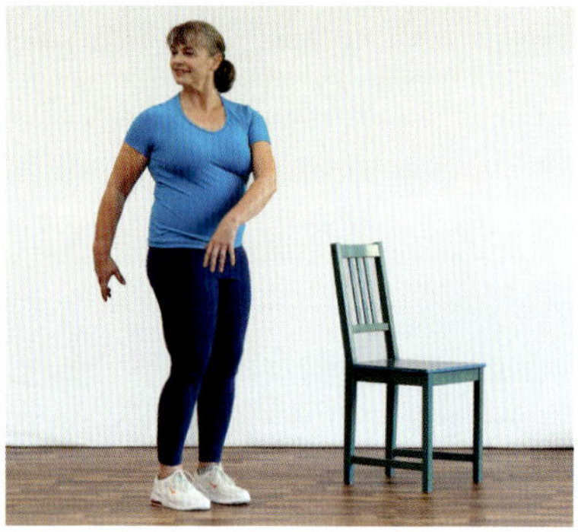

Rotieren Sie die Brustwirbelsäule sanft nach rechts und links – bei festem Stand mit leicht gebeugten Knien und langgestreckter Wirbelsäule. Sie dürfen Ihren Kopf in die Drehrichtung des Oberkörpers mitnehmen.

Abwärmen und Nachdehnen

FÜR EINEN GELUNGENEN ABSCHLUSS

ABWÄRMEN

Sie haben Ihr erstes Workout absolviert, und nun? Nach dem Beenden des Muskeltrainings sollten Sie immer ein kurzes „Abwärmen", das sogenannte Cool-down, mit anschließenden Dehnübungen absolvieren (S. 20–21). Dieser Part dient der Regeneration und ist ein wichtiger Bestandteil der Muskel- und Gelenkpflege. So werden Ihre Muskeln durch das Training nicht nur stärker, sondern Sie bleiben locker und beweglich.

NACHDEHNEN

Nach dieser kurzen Lockerungsphase folgt ein „Nachdehnen" (Post-Stretch) der wichtigsten Muskeln (S. 22–23).
Die Dehnübungen unterstützen Sie dabei, Ihr Bindegewebe und Ihre Muskulatur geschmeidig zu halten. Gleichzeitig fördern Dehnübungen eine bessere und aufrechte Haltung. Die hier ausgewählten Übungen umfassen die wichtigsten Muskeln, die Sie nach den Mini-Workouts dehnen sollten, um Fehlhaltungen entgegenzuwirken und geschmeidig zu bleiben. Jede Dehnposition sollten Sie dabei für 20 bis 30 Sekunden halten. Sie werden in der Dehnposition einen Dehnschmerz empfinden, denn man dehnt nicht nur Strukturen der Muskulatur und das Bindegewebe, sondern auch Nerven und Blutgefäße.
Dehnen Sie in einem Dehnungsschmerzbereich, den Sie als „Wohlweh" einstufen würden. Zwischen den Dehnübungen können Sie Ihre Muskeln jederzeit durch sanftes Schütteln und Bewegen lockern.

Abwärm-Ritual

1 ARME AUSSCHÜTTELN

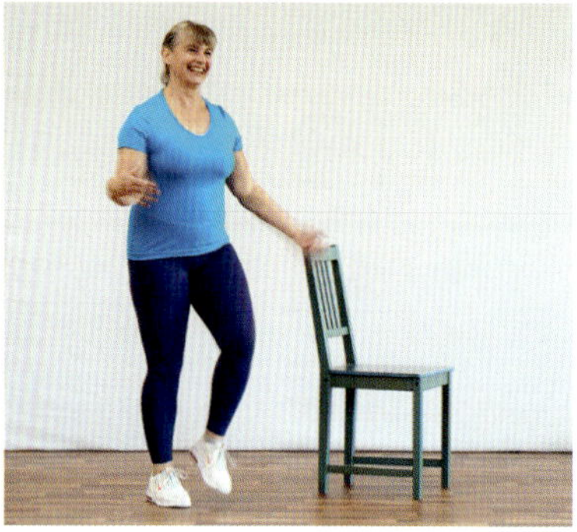

Gehen Sie locker auf der Stelle und schütteln Sie im Wechsel die Arme aus. Wiederholen Sie das wechselseitige Ausschütteln 8-mal.

2 BEINE AUSSCHÜTTELN

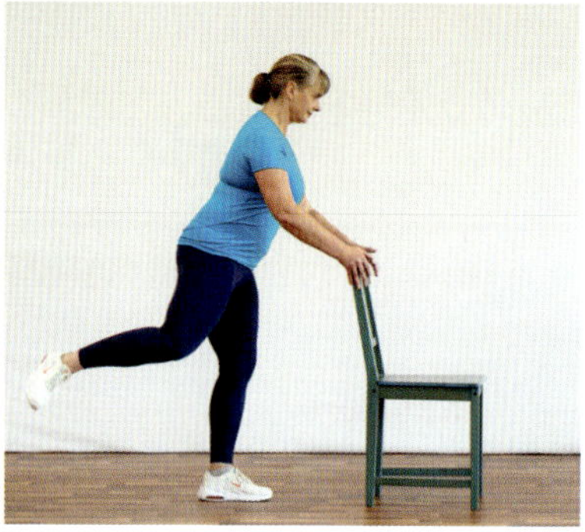

Schütteln Sie die Beine kräftig im Wechsel aus (8-mal). Falls Sie Schwierigkeiten haben, dabei ruhig auf einem Bein zu stehen, stützen Sie sich an einem Stuhl oder an der Wand ab.

3 SCHULTERROLLEN

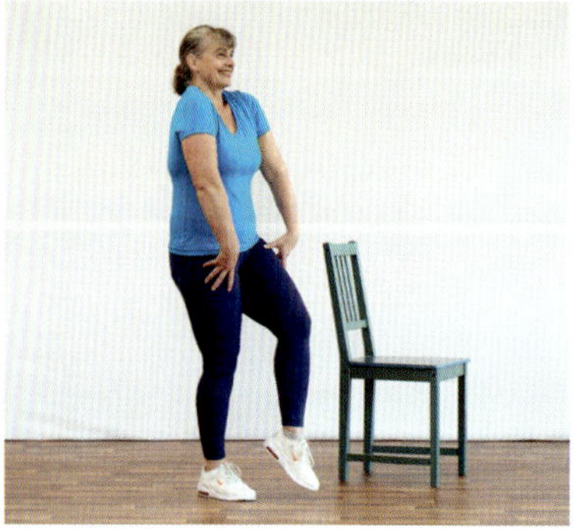

Rollen Sie die Schultern nach hinten (8-mal) und gehen Sie dabei weiter auf der Stelle.

4 ARME SCHWINGEN

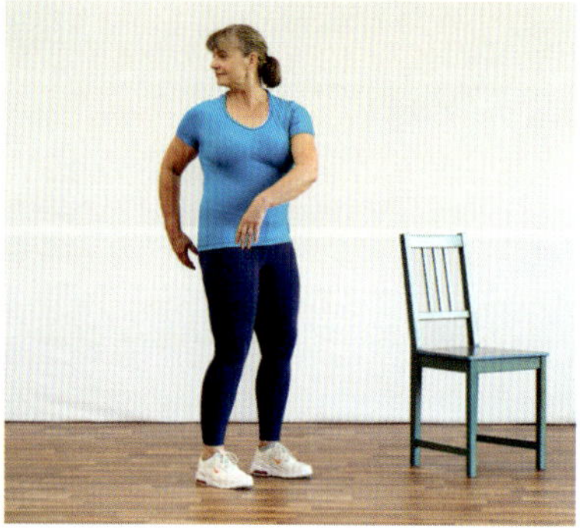

Bleiben Sie schulterbreit mit leicht gebeugten Knien stehen. Schwingen Sie die Arme locker um Ihren Körper. Drehen Sie Ihren Oberkörper mit und schauen Sie über die Schulter nach hinten (8-mal oder mehr).

5
AUFTIPPEN

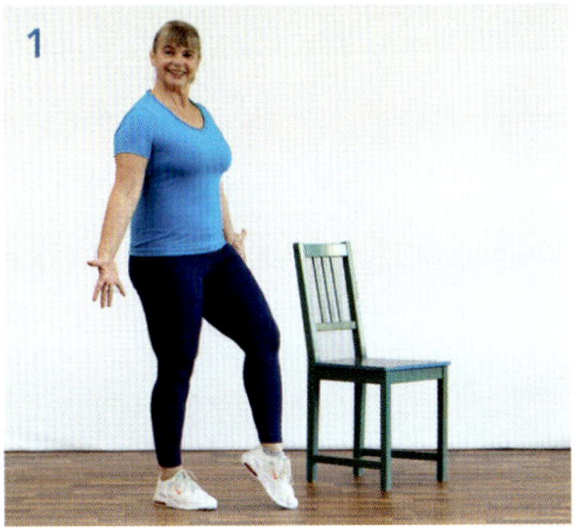

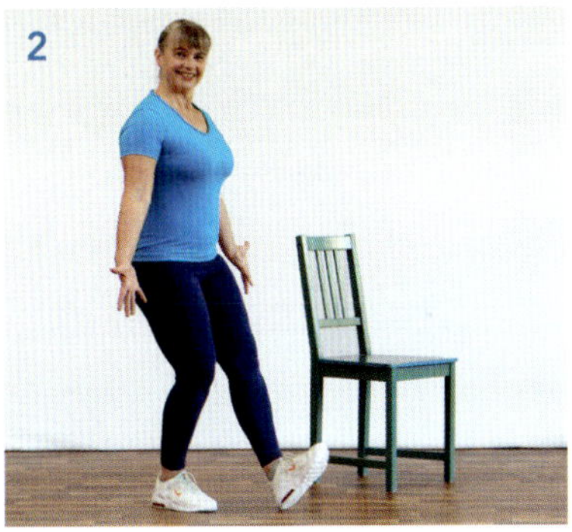

1 Tippen Sie anschließend locker die Fußspitzen und **2** die Fersen im Wechsel nach vorn auf (je 8-mal).

Variieren Sie gern Ihre Armhaltung: Sie können Ihre Hände am Becken abstützen, an Ihrer Seite halten (wie im Bild gezeigt) sowie mit den Fingern schnipsen oder die Arme locker mitschwingen.

Nachdehnen

1
FÜR DEN NACKEN

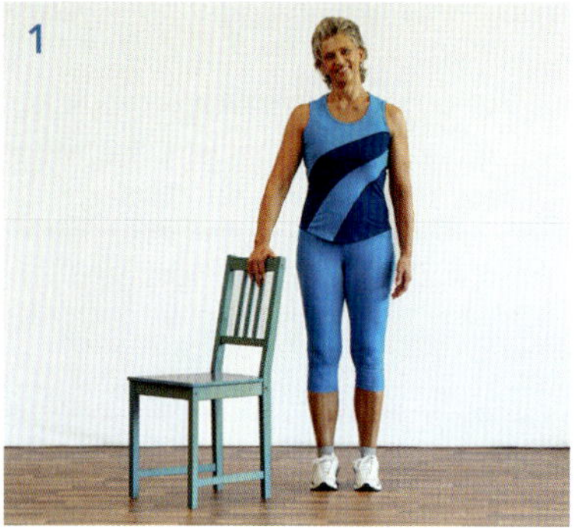

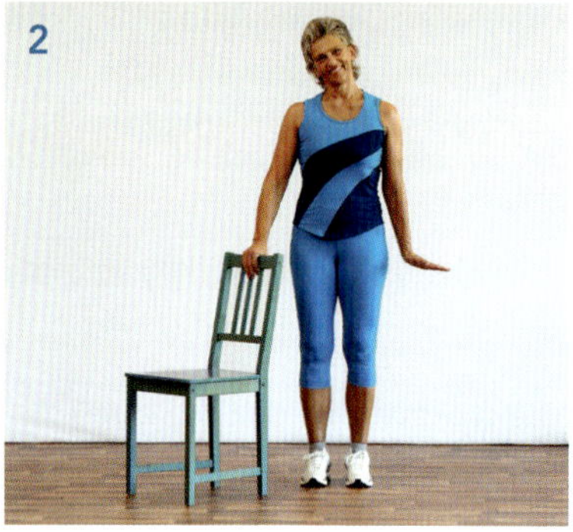

1 Stellen Sie sich etwa schulterbreit mit leicht gebeugten Beinen hin. Ziehen Sie die Schulterblätter in Richtung Hosentaschen und neigen Sie Ihren Kopf sanft zur rechten Schulter. Atmen Sie ruhig und gleichmäßig in Ihren Bauch hinein.

2 Wenn Sie die Dehnung etwas verstärken möchten, ziehen Sie Ihren linken Arm aktiv in Richtung Boden und die Fingerspitzen nach oben.

Halten Sie die Dehnung mindestens 20 bis 30 Sekunden oder atmen Sie mindestens 5-mal tief ein und aus. Zur linken Seite wiederholen.

2
FÜR DIE BRUSTMUSKULATUR

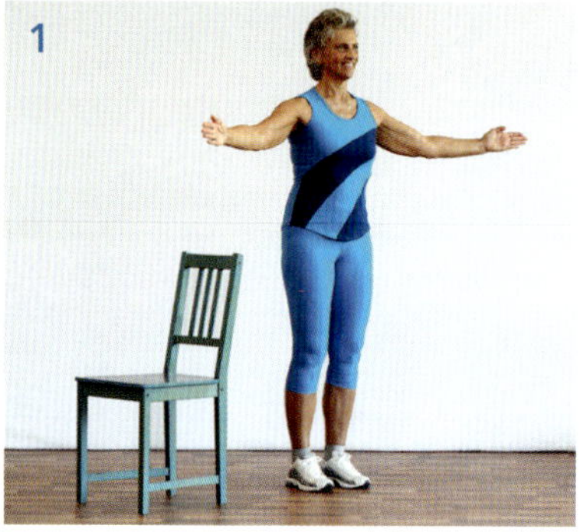

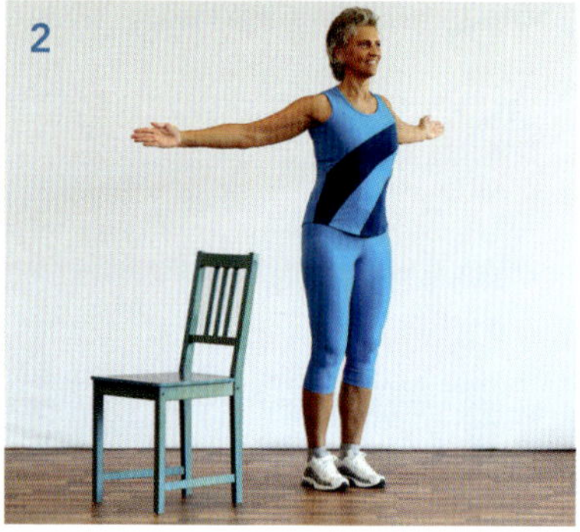

1 Bringen Sie im stabilen Stand Ihre Arme seitlich auf Schulterhöhe, dabei zeigen die Handflächen nach vorn und die Daumen nach oben.

2 Ziehen Sie aktiv so kräftig und fließend wie möglich die Schulterblätter in Richtung Wirbelsäule und führen Sie die Arme nach hinten.

Halten Sie die Dehnposition 20 bis 30 Sekunden oder atmen Sie mindestens 5-mal tief ein und aus.

3

FÜR DIE OBERSCHENKELRÜCKSEITE

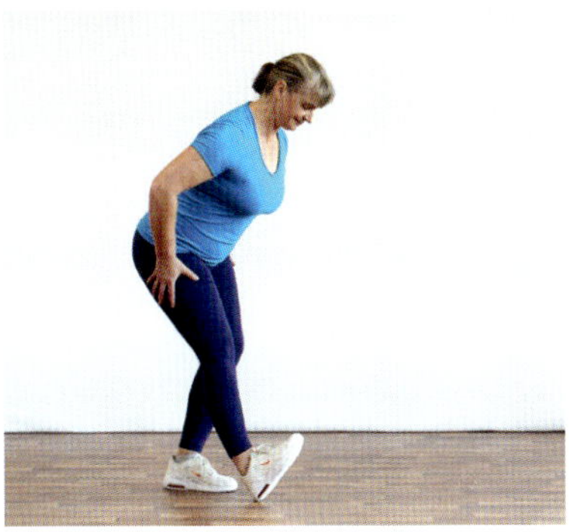

Stellen Sie den rechten Fuß eine Fußlänge nach vorn, stützen Sie die Hände dabei an den Seiten ab. Schieben Sie das Becken nach hinten und neigen Sie den langgestreckten Oberkörper nach vorn, bis Sie die erste Dehnung an der rechten Oberschenkelrückseite spüren. Dann ziehen Sie Ihre Fußspitzen aktiv in Richtung Schienbein.

Halten Sie die Dehnposition 20 bis 30 Sekunden und atmen Sie mindestens 5-mal tief ein und aus. Anschließend die Seite wechseln.

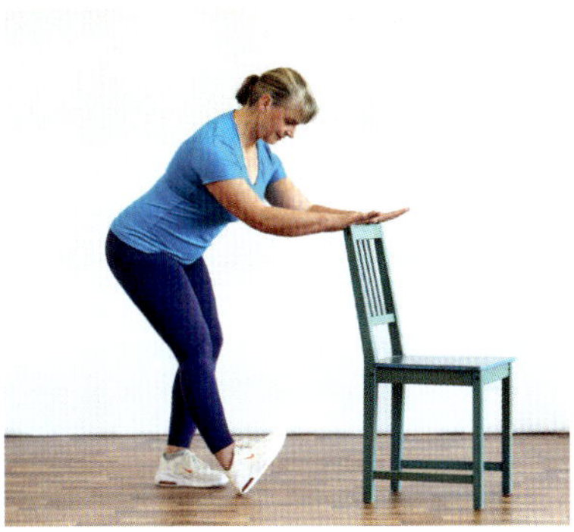

Wenn Sie in der Dehnposition mehr Stabilität benötigen, halten Sie sich mit beiden Händen an einer Stuhllehne fest.

Halten Sie das Standbein im Knie leicht gebeugt.

4

FÜR DIE HÜFTBEUGEMUSKULATUR UND OBERSCHENKELVORDERSEITE

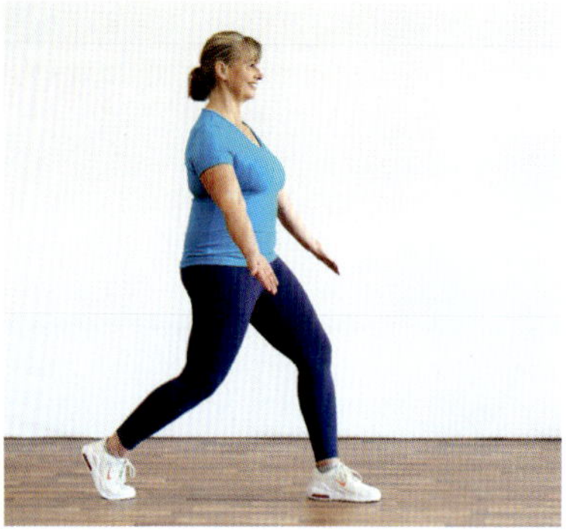

Machen Sie einen großen Ausfallschritt mit rechts nach hinten. Das linke Knie ist dabei gebeugt und steht über dem Fuß, die Ferse des rechten Fußes ist angehoben, das rechte Knie befindet sich unter dem Hüftgelenk. Aktivieren Sie kräftig Ihre Gesäßmuskulatur, bis Sie eine Dehnspannung an der Oberschenkelvorderseite des vorderen Beins wahrnehmen.
Wenn Sie die Dehnung verstärken möchten, machen Sie den Ausfallschritt größer und richten Sie das Becken aktiv auf, indem Sie Ihr Steißbein nach vorn ziehen. Anschließend die Seite wechseln.

Halten Sie die Dehnposition 20 bis 30 Sekunden und atmen Sie mindestens 5-mal tief ein und aus.

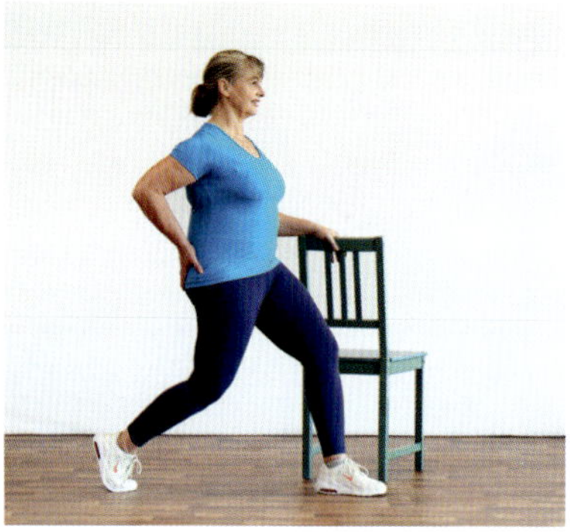

Halten Sie sich gegebenenfalls an einem Stuhl fest, um das Gleichgewicht zu halten.

Fühlen Sie sich manchmal steif und ungelenk, z. B. am frühen Morgen oder nach längerem Sitzen? Dann können Sie die Abfolge mehrmals anwenden, um Muskeln zu lockern, sie durch sanftes Dehnen in die Länge zu bringen und Gelenke zu mobilisieren. Oder strecken und recken Sie sich einfach wie eine Katze. Sie werden den Unterschied spüren!

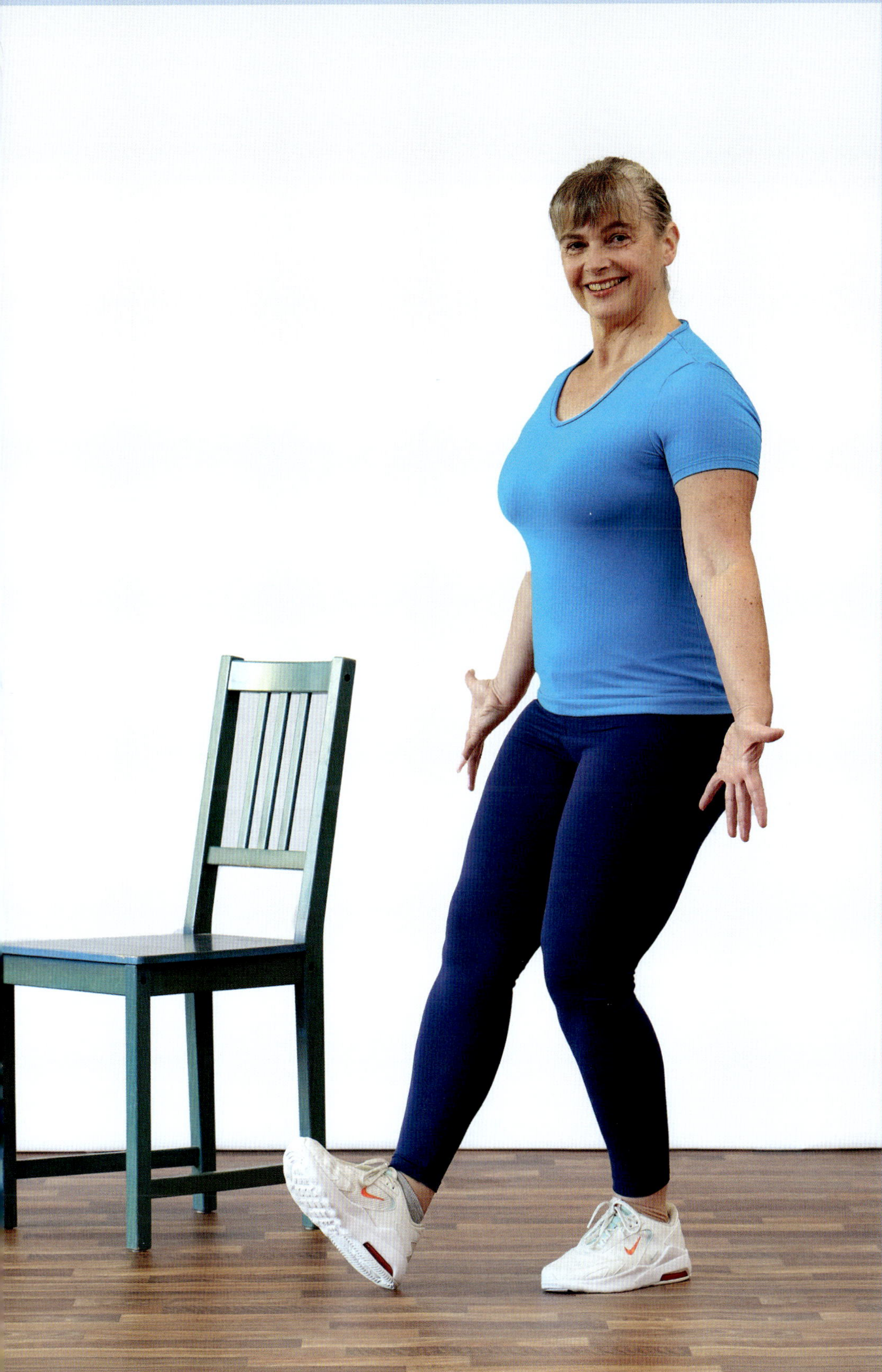

DIE ÜBUNGEN

Auf den folgenden Seiten finden Sie Kräftigungsübungen, die zu Ihrer Orientierung in vier verschiedene Bereiche eingeteilt sind:

- Übungen für Beine und Gesäß
- Ganzkörper-Übungen
- Übungen für den Rumpf
- Übungen für Schultern, Arme und Hände

Bei den Übungen können Sie in den meisten Fällen zwischen mehreren Schwierigkeitsstufen (Levels) wählen, sodass Sie Ihr Training an Ihre Tagesform und an Ihre Fitness anpassen können. Außerdem finden Sie ergänzende Tipps und Empfehlungen.

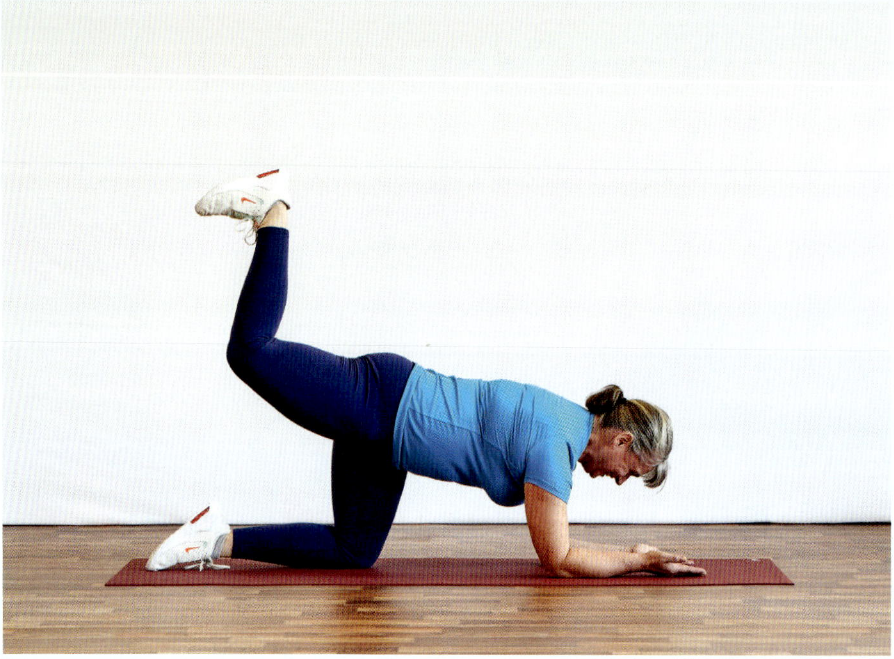

Übungen für Beine und Gesäß

Wadenheber – für mehr Gangkraft

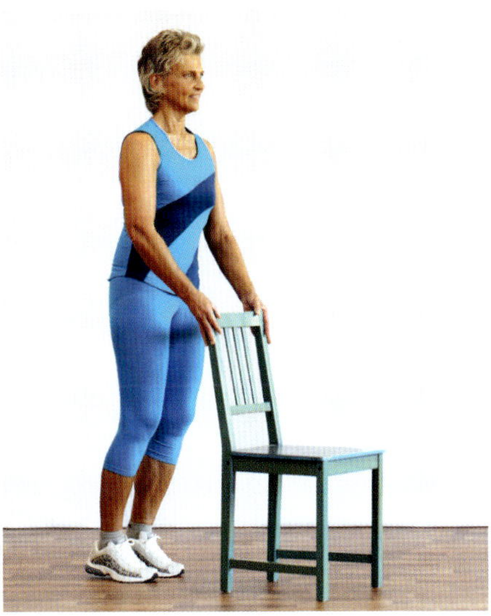

LEICHTES LEVEL Stellen Sie die Füße hüftgelenksbreit auf. Der oberste Punkt Ihres Kopfs, der Kronenpunkt, strebt nach oben zur Decke. Heben Sie Ihre Fersen leicht, wenn möglich ganz, vom Boden ab und senken Sie diese wieder. Damit Sie stabiler stehen, halten Sie sich am Stuhl oder an der Wand fest.

MITTLERES LEVEL Lassen Sie Ihre Wadenmuskulatur unter Dauerspannung, indem Sie die Fersen nur bis kurz über dem Fußboden absenken. Genießen Sie die Spannung beim Auf und Ab.

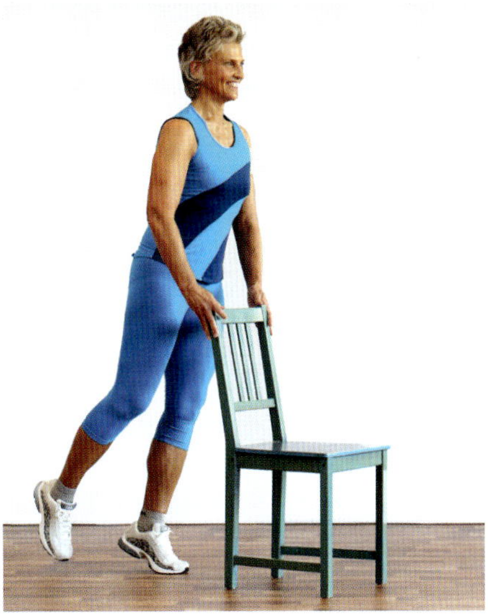

SCHWERES LEVEL Nehmen Sie den Stuhl oder die Wand zu Hilfe und führen Sie die Kräftigungsübung auf einem Bein stehend aus. Üben Sie ausgewogen beide Seiten und schütteln Sie nach der Trainingszeit die Unterschenkel gut aus.

Nutzen Sie für den Zehenstand die ganze breite Fläche Ihrer Zehenballen, vom Großzehenballen bis zum Kleinzehenballen. Versuchen Sie, die Zehen an sich lockerzulassen. Der Drei-Punkte-Stand kann eine gute Vorbereitung dafür sein (siehe Kniebeuge, S. 43).

Beckenheber – für ein straffes Gesäß

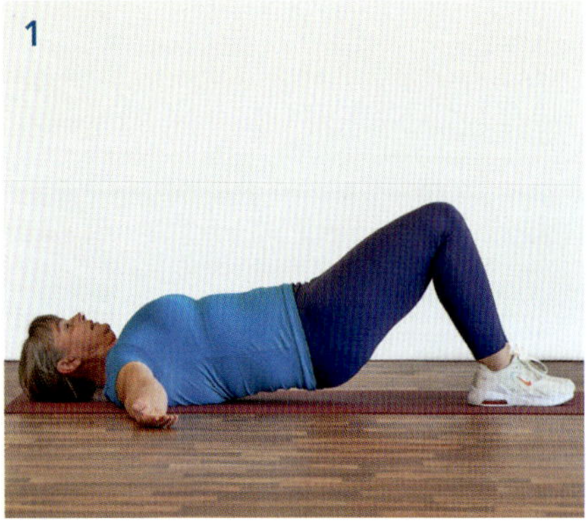

1 Legen Sie sich in der Rückenlage mit aufgestellten Beinen auf die Matte. Stellen Sie die Füße etwa hüftgelenksschmal und gesäßnah auf. Ziehen Sie den Bauchnabel nach innen-oben, als wollten Sie den Reißverschluss einer engen Hose schließen. Dann heben Sie Ihr Becken leicht an (eine Schwebeposition ca. 2 bis 3 cm über der Matte).

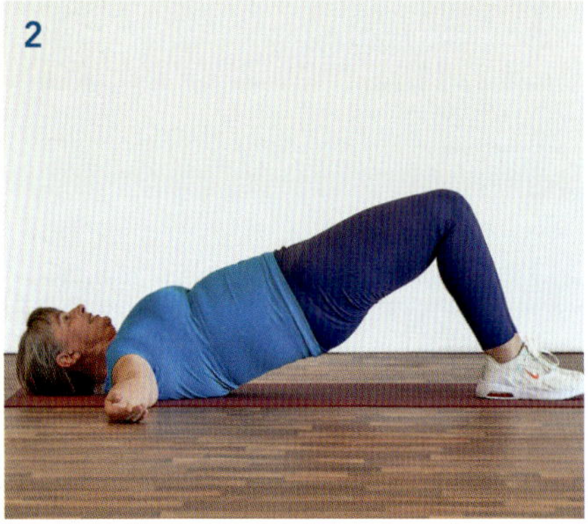

2 Mit der Ausatmung heben Sie das Becken weiter an, bis die Knie bis zu den Schultern eine Linie mit Ihrem Rumpf bilden. Spannen Sie dabei Ihre Gesäßmuskulatur kräftig an. Anschließend senken Sie Ihr Becken wieder in die Schwebeposition. Führen Sie diese Bewegungsfolge mehrmals aus, bis Sie eine Ermüdung in der Gesäßmuskulatur spüren.

LEICHTES LEVEL Heben Sie das Becken 1-mal bis zur Endposition an und legen Sie es wieder am Boden ab. Wiederholen Sie diesen Bewegungsablauf mehrmals.

MITTLERES LEVEL Heben und senken Sie das Becken ohne Bodenberührung wie oben beschrieben.

SCHWERES LEVEL Heben und senken Sie das Becken im oberen Drittel des Bewegungsradius.

Auch in der Rückenlage mit angestellten Beinen ist eine optimale Ausrichtung der Beine und Füße wichtig. Es kommt zu einer geringeren Belastung der Gelenkstrukturen und die Aktivierung der gelenksnahen Muskeln gelingt besser.

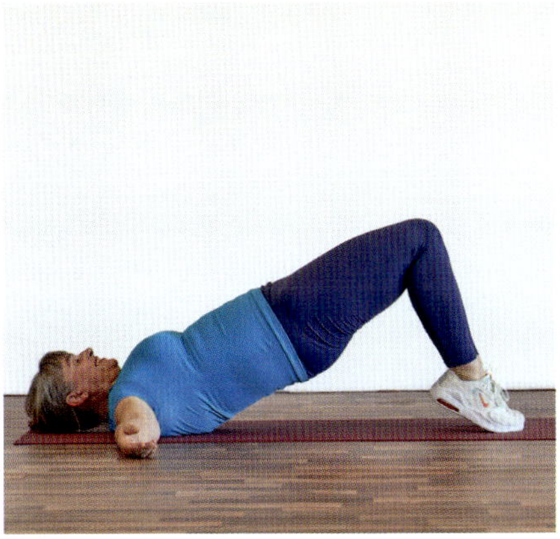

POWER-VARIANTE 1 Starten Sie in der Rückenlage wie links beschrieben und heben Sie zu Beginn der Übung beide Fersen an. Stellen Sie sich vor, Sie würden auf hohen Absätzen stehen. Anschließend heben und senken Sie das Becken, ohne die Fersen auf den Boden zu setzen.

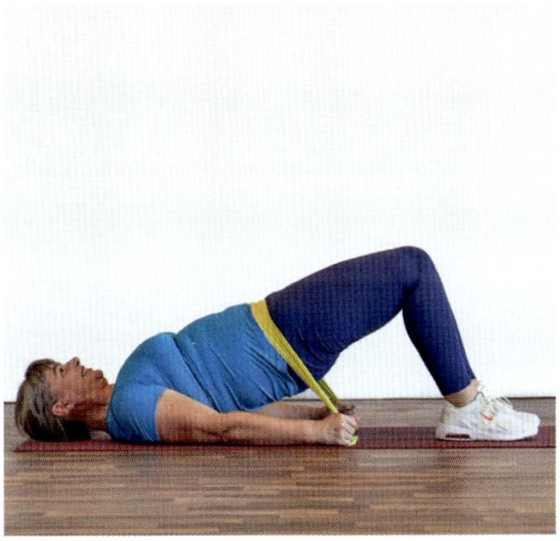

POWER-VARIANTE 2 Legen Sie ein Gummiband über Ihre Hüftknochen, fassen Sie die Enden des Bandes und fixieren Sie die Hände fest am Boden. Schieben Sie das Becken kraftvoll gegen die Bandspannung nach oben. Beim Senken auf eine Dauerspannung im Band achten.

Was bedeutet „hüftgelenksschmal" und „gesäßnah"? Der „hüftgelenksschmale" Stand bedeutet, dass Hüft-, Knie- und Fußgelenke in einer Linie (Beinlinie) angeordnet sind. Als Orientierung kann Ihnen folgendes Maß dienen: Die Füße stehen etwa 1 bis 1,5 fußbreit auseinander. Gleichzeitig stellt man die Füße „gesäßnah" auf, das bedeutet: Die Fersen befinden sich unter den Knien. So erreicht man in der Endposition des Beckenhebers eine größere Stabilität, und alle Gelenke sind übereinander angeordnet.

Beinabspreizer – für eine bessere Gangstabilität

Das Gummiband wird zu einem Ring zusammengebunden, entweder mit ein[em] Knoten oder mit einem Ge[-]frierbeutel-Klippverschluss[.]

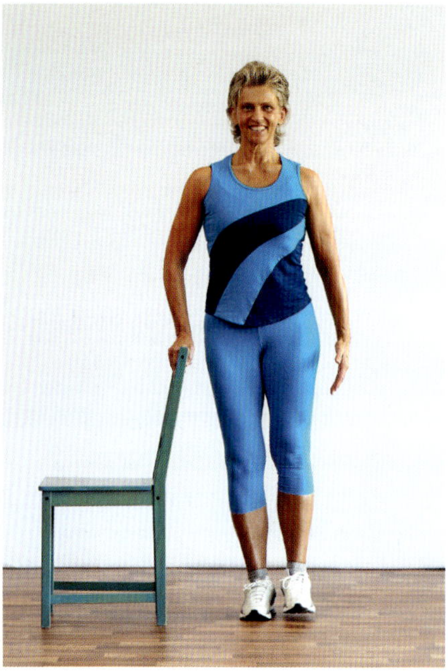

Sie stehen im aufrechten Stand. Die Bauchmuskulatur ist nach innen-oben voraktiviert und der Atem fließt gleichmäßig. Um stabil zu stehen, können Sie sich an der Wand oder an einem Stuhl abstützen.

Die Standbeinseite wird im Bereich Becken sehr herausgefordert. Manchmal nimmt man die haltende Arbeit des Standbeins als anstrengender wahr als die dynamische Muskelarbeit des Arbeitsbeins. Dies liegt an der großen Aufgabe und der schlechteren Versorgungslage mit Sauerstoff in der arbeitenden Muskulatur.

LEICHTES LEVEL Verlagern Sie das Gewicht auf das rechte Bein. Der linke Fuß schwebt unterhalb des Hüftgelenks kurz über dem Boden. Halten Sie diese Position für einen Augenblick und setzen Sie danach den linken Fuß wieder auf dem Boden ab. Wiederholen Sie das Lösen des linken Fußes vom Boden so oft, wie die rechte Seite die Kraft hat, das Hüftgelenk zu stabilisieren. Danach wechseln Sie auf die andere Seite. Nachdem beide Seiten gleich oft trainiert wurden, schütteln Sie den Bereich der Muskulatur um das Becken herum aus.

1

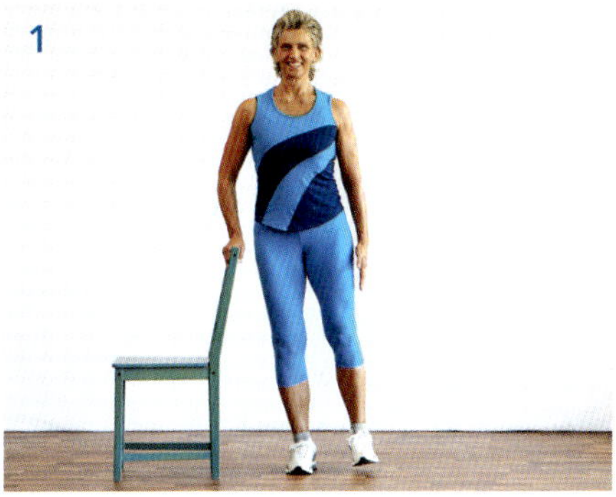

MITTLERES LEVEL 1 Stehen Sie fest auf Ihrem rechten Standbein und bewegen Sie das linke Bein ein kleines Stück nach außen. Sie werden nun auf der linken Beckenseite eine etwas größere Muskelaktivität spüren können.

2

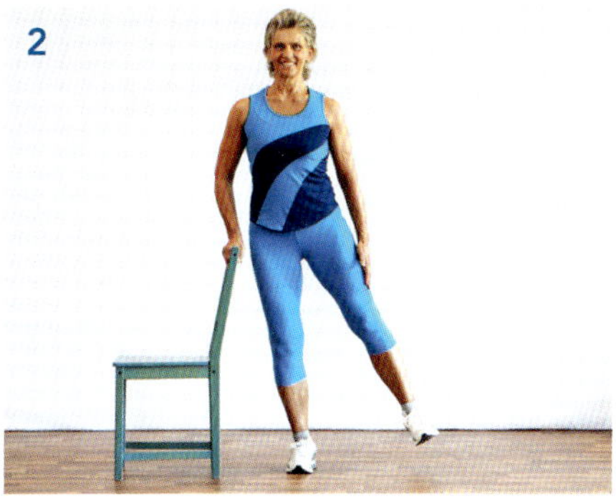

2 Bewegen Sie nun das linke Bein weiter nach außen. Achten Sie darauf, dass beide Beckenseiten parallel zueinander, auf gleicher Höhe stehen bleiben. Führen Sie das Bein in die nur leicht abgespreizte Ausgangsposition zurück. Während der Bewegung nach außen und zurück zeigt Ihre linke Fußspitze immer direkt nach vorn.

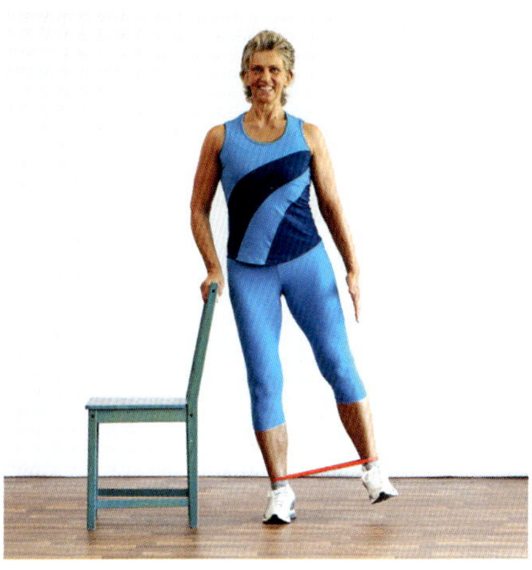

SCHWERES LEVEL Führen Sie die Übung vom mittleren Level mit einem Gummiband in Ringform aus. Steigen Sie mit beiden Füßen in den Gummiband-Ring hinein und bringen Sie das Band unter Spannung, während Sie das linke Bein ein wenig anheben und leicht nach außen abspreizen. Achten Sie darauf, das Gummiband unter Dauerspannung zu halten. Bewegen Sie das linke Bein mehrere Male nach außen und zur Ausgangsposition zurück.

Beinabspreizer – für eine stabile Hüfte

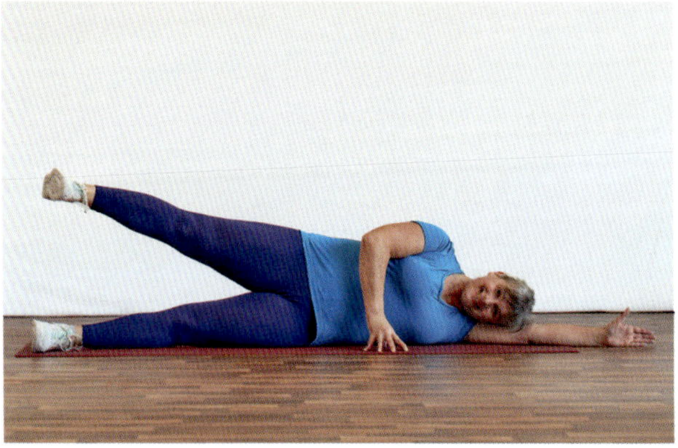

Legen Sie sich seitlich auf die Matte. Richten Sie Ihren Körper von Kopf bis Fuß auf einer gedachten Linie aus. Zur besseren Stabilität stützen Sie sich mit der oberen Hand vor dem Körper ab, dabei berühren nur die Fingerspitzen den Boden. Aktivieren Sie Ihre Rumpfspannung, indem Sie die Bauch- und Gesäßmuskeln anspannen. Heben Sie das obere Bein etwas über hüfthoch an und verlängern Sie das Bein aus dem Hüftgelenk heraus. Der Fuß ist während des Bewegungsablaufs angezogen. Stellen Sie sich beim Heben vor, auf der Fußkante ein Buch zu balancieren. Senken Sie das Bein wieder ab. Wiederholen Sie die Übung, bis Sie eine Ermüdung in der seitlichen Hüftmuskulatur spüren.

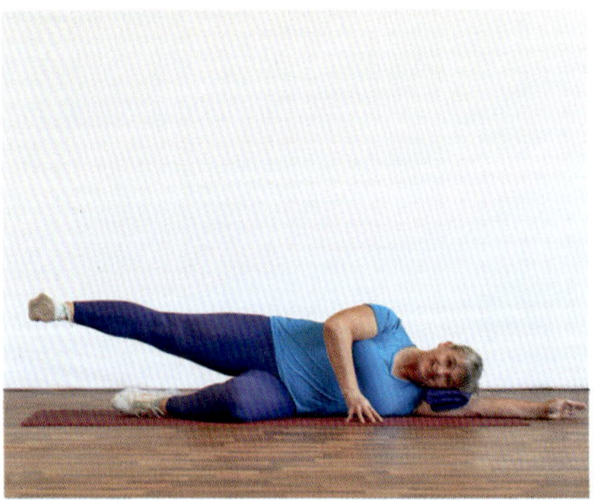

Fällt es Ihnen schwer, den Kopf in Verlängerung der Wirbelsäule auf den unteren ausgestreckten Arm abzulegen? Dann probieren Sie die Position mit einer kleinen Unterstützung durch ein gefaltetes Handtuch zwischen Arm und Kopf. Durch die Unterlagerung kommt es zu einer besseren Ausrichtung des Kopfs. So kann ein Engpass für Blutgefäße und Nerven vermindert werden.

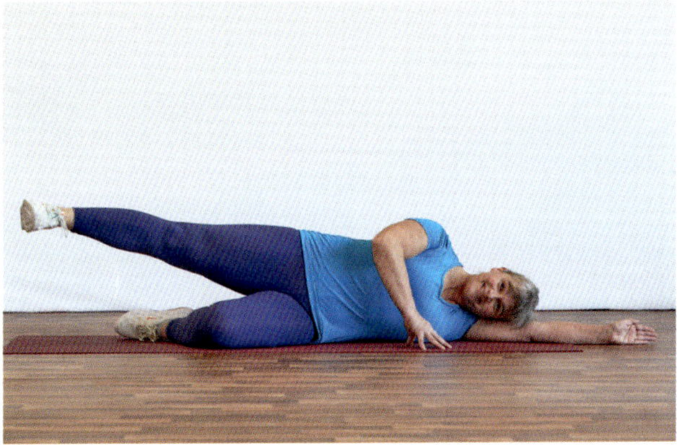

LEICHTES LEVEL Zur besseren Stabilität beugen Sie das untere Bein an. Der obere Fuß darf beim Senken kurz den Boden berühren.

MITTLERES LEVEL Strecken Sie beide Beine in Verlängerung des Körpers aus, heben und senken Sie das obere Bein, ohne es abzulegen.

SCHWERES LEVEL Heben und senken Sie das Bein im oberen Drittel des Bewegungsradius. Halten Sie Ihr Becken stabil und senkrecht.

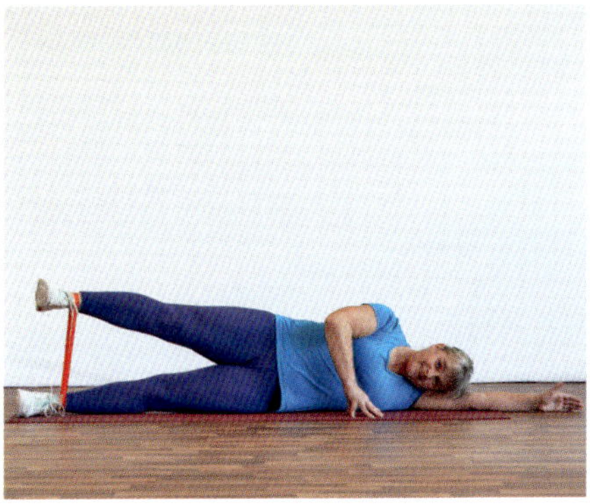

POWER-VARIANTE Befestigen Sie das Gummiband in Ringform etwas oberhalb der Knöchel um beide Beine. Ziehen Sie das Gummiband beim Heben des oberen Beins kraftvoll (aber nicht ruckartig) auseinander. Beim Senken halten Sie eine leichte Spannung im Band.

Beinabspreizer – für stärkere Gesäßmuskeln

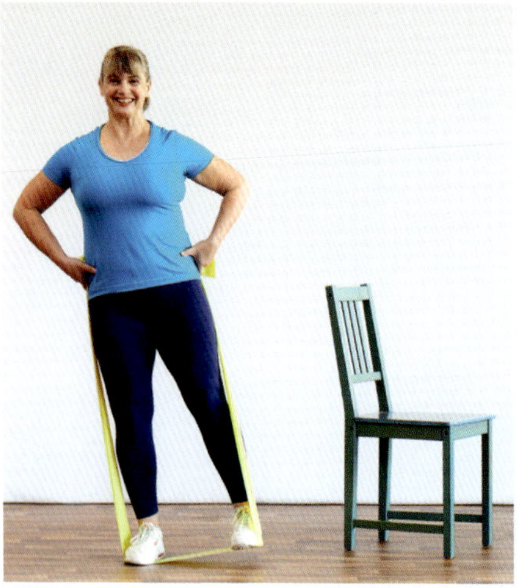

Stellen Sie sich mit beiden Füßen mittig auf das Gummiband. Prüfen Sie zuvor, dass keine scharfen Kanten an den Schuhen oder Steine in der Sohle sind, die das Band beschädigen könnten. Zur besseren Stabilisation aktivieren Sie die Bauchmuskulatur nach innen-oben.

LEICHTES LEVEL Halten Sie das Band unter Vorspannung mit den Händen fest und verlagern Sie das Gewicht auf das rechte Bein. Der linke Fußknöchel zieht das Band sanft nach außen, die Spannung im Band und in der Muskulatur vergrößert sich. Die Fußspitze zeigt dabei nach vorn. Führen Sie den Fuß langsam zurück zum Boden. Wiederholen Sie das Loslösen des linken Fußes vom Boden so oft, wie die rechte Seite die Kraft hat, das Hüftgelenk zu stabilisieren, und so lange beide Beckenschaufeln auf gleicher Höhe bleiben. Danach wechseln Sie auf die andere Übungsseite mit der gleichen Wiederholungszahl.

MITTLERES LEVEL Setzen Sie den Fuß der dynamischen Übungsseite nicht ab. Halten Sie ihn in der Luft und führen Sie ihn erneut etwas weiter nach außen und zurück. Während der Bewegung zeigt Ihre Fußspitze immer nach vorn. Ihr Atem fließt gleichmäßig.

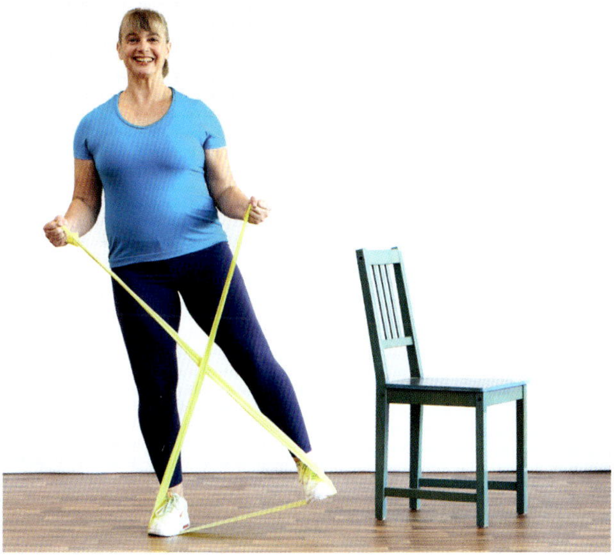

SCHWERES LEVEL Halten Sie das Gummiband über Kreuz. Während der Bewegung zeigt Ihre Fußspitze immer direkt nach vorn.

Bei dieser Übung werden die Muskeln auf beiden Seiten des Beckens herausgefordert! Schütteln Sie deshalb Ihre Beckenregion zwischendurch und am Ende aus, damit Ihnen die nächsten Übungen gut gelingen.

Beinanzieher – zur Aktivierung des Beckenbodens

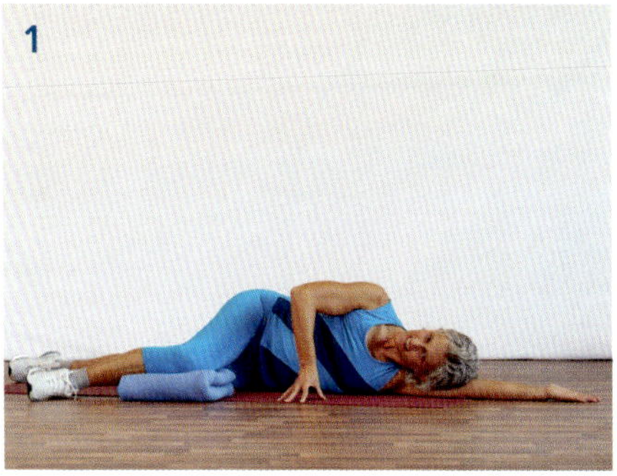

1 Legen Sie sich seitlich auf die Matte, strecken Sie zu Beginn beide Beine in Verlängerung des Rückens aus. Ihr Körper liegt von Kopf bis Fuß auf einer gedachten Linie. Stützen Sie sich zur besseren Stabilität mit der oberen Hand vor dem Körper ab. Legen Sie das obere Knie auf das Handtuch oder eine Decke, der obere Fuß berührt mit der Innenseite sanft den Boden, das Becken sollte möglichst senkrecht (aufrecht) ausgerichtet sein.

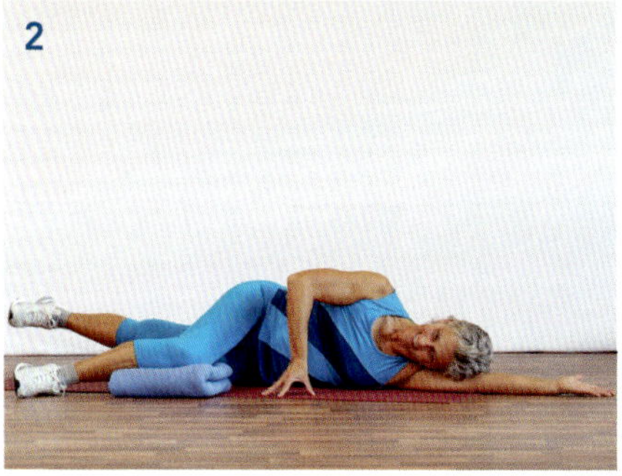

2 Verlängern Sie das untere Bein aus dem Hüftgelenk. Mit der Ausatmung aktivieren Sie die Beckenbodenmuskulatur und ziehen Sie den Bauchnabel wie einen Reißverschluss nach innen-oben. Zur Verstärkung der Beckenbodenaktivität drücken Sie das obere Bein gegen das Handtuch. Heben und senken Sie das untere Bein, ohne die Spannung zu verlieren. Wiederholen Sie die Übung, bis Sie eine Ermüdung in der Oberschenkelinnenseite spüren. Dann erfolgt der Seitenwechsel.

LEICHTES LEVEL Heben Sie das untere Bein und legen Sie es wieder ganz ab.

MITTLERES LEVEL Heben und senken Sie das untere Bein, ohne es abzulegen.

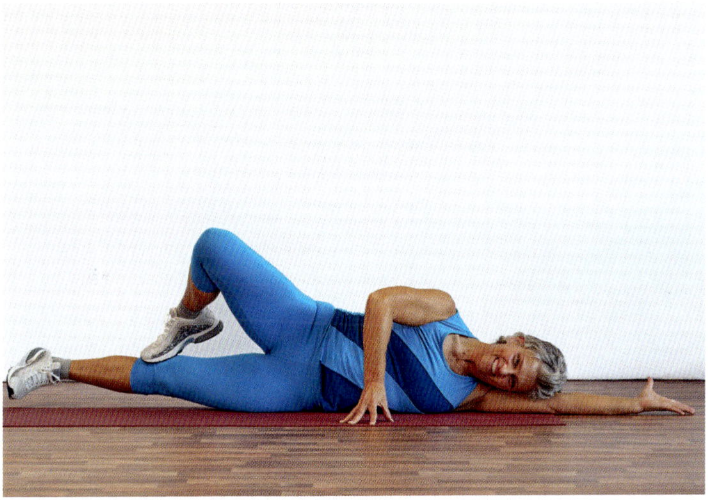

SCHWERES LEVEL Legen Sie den Fuß des oberen Beins in den Kniebereich des unteren Beins. Aus dieser Position heben Sie wie beschrieben das untere Bein.

Fällt es Ihnen schwer, sich die ganze Zeit auf den Fingerspitzen abzustützen, können Sie stattdessen auch die Faust verwenden.

Gesäßpresse – für eine starke Gesäß- und Rückenmuskulatur

1

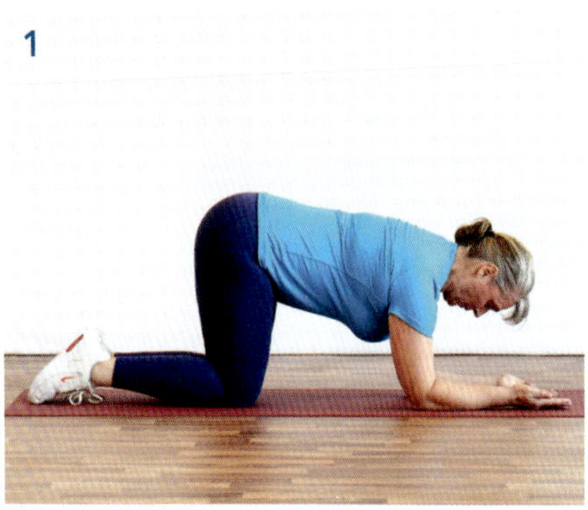

1 Gehen Sie in den Vierfüßlerstand. Legen Sie Ihre Unterarme ab, die Ellbogen sind unter den Schultern, die Handflächen zeigen nach oben. Die Knie befinden sich unter den Hüftgelenken. Bauen Sie eine gute Rumpfspannung auf und verlängern Sie Ihre Wirbelsäule vom Steiß bis zum Scheitel wie ein Gummiband, das Sie in die Länge ziehen.

2

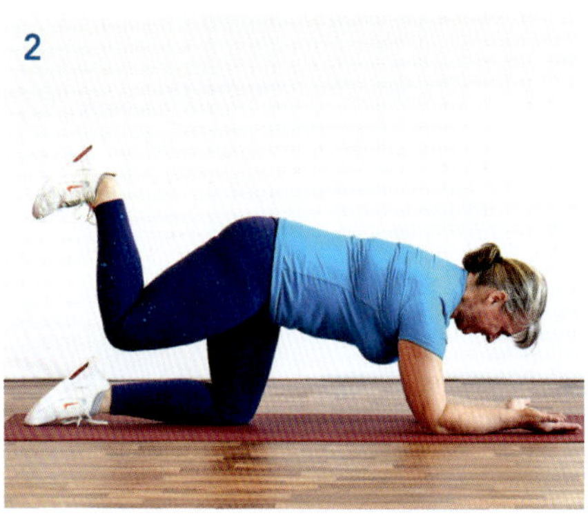

2 Lösen Sie ein Bein leicht von der Matte und führen Sie das Knie einige Zentimeter nach hinten. Sie spüren dabei eine leichte Spannung in der Gesäßmuskulatur.
Beugen Sie das Knie um 90 Grad und heben Sie das Bein mit angezogener Fußspitze nach oben, bis sich Ihr Oberschenkel mindestens auf Höhe des Beckens befindet, dann senken Sie es wieder. Dabei bleibt Ihr Becken stabil und in Balance; stellen Sie sich vor, eine Vase auf dem Becken zu balancieren.

LEICHTES LEVEL Setzen Sie das angehobene Bein wieder am Boden ab.

MITTLERES LEVEL Ihr aktives Bein bleibt beim Absenken immer etwas in der Luft.

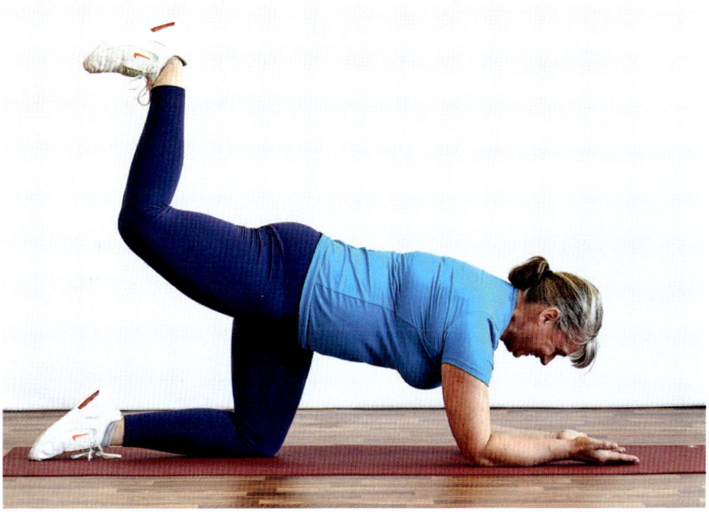

SCHWERES LEVEL Heben und senken Sie das Bein im oberen Drittel des Bewegungsradius.

Wiederholen Sie die Übung mehrmals, bis Sie eine leichte Ermüdung in der Gesäßmuskulatur wahrnehmen. Seitenwechsel.

Haben Sie das Gefühl, bei der Übung mit der Hüfte zur Seite zu kippen? Dann stellen Sie sich zu Beginn der Übung vor, dass Sie sich zwischen zwei Wänden befinden, die Sie stützen und stabil halten. Oder heben Sie den Unterarm, der dem angehobenen Bein gegenüberliegt, leicht aus der Matte. Das wird Ihre Balance herausfordern, aber Ihre Beckenausrichtung unterstützen.

Kniebeuge – für größere Beinkraft

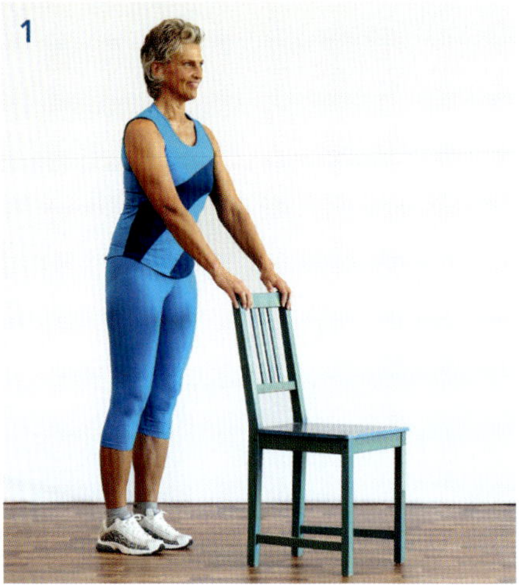

LEICHTES LEVEL 1 Stellen Sie sich im schulterbreiten Stand mit leicht gebeugten Knien vor einen stabil stehenden Stuhl und stützen Sie sich mit beiden Händen auf der Lehne ab. Ihre Rumpfspannung ist aufgebaut und Ihr Gewicht ist gleichmäßig auf beide Beine verteilt (50:50).

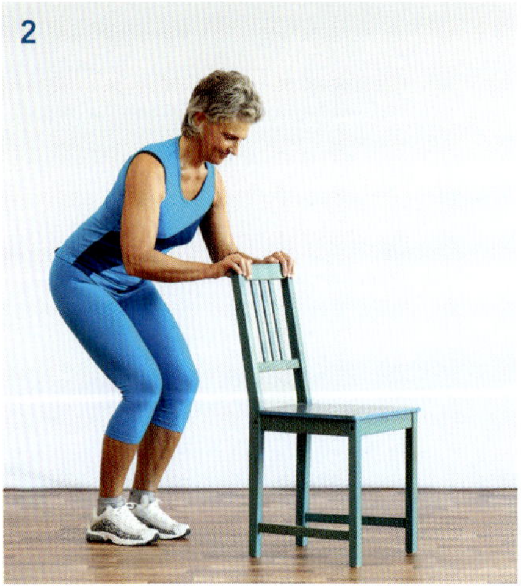

2 Beugen Sie die Knie unter Beibehaltung der natürlichen Schwingung der Wirbelsäule und stoppen Sie die Bewegung des Beckens nach hinten-unten kurz oberhalb der Kniehöhe, bevor Sie einen 90-Grad-Winkel erreichen. Gehen Sie von dort aus zurück zur Ausgangsposition. Die Gewichtsverteilung auf die Füße bleibt in der Länge jederzeit ausgewogen.

MITTLERES LEVEL Verringern Sie die Unterstützung durch den Stuhl, indem Sie sich nur noch auf dem Weg nach oben am Stuhl festhalten.

SCHWERES LEVEL Führen Sie die Übung ohne Festhalten am Stuhl aus. Halten Sie Ihre Arme etwas vor dem Körper nach außen rotiert.

1

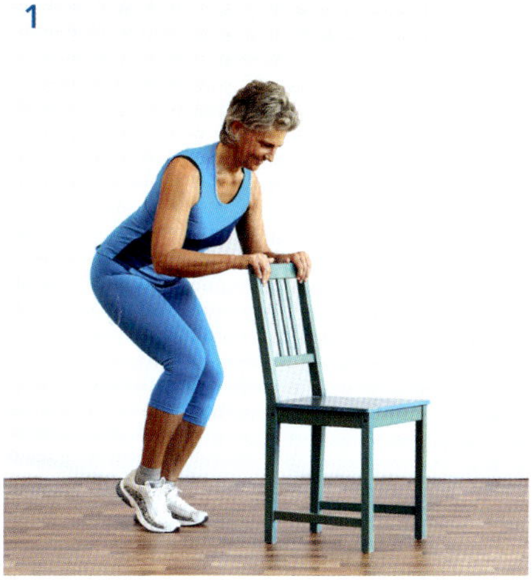

POWER-VARIANTE 1 Verlagern Sie Ihr Körpergewicht etwas mehr auf ein Bein, sodass die Gewichtsverteilung 70:30 beträgt. Nun gehen Sie wie links beschrieben in die Kniebeuge und schließlich zurück zur Ausgangsposition.

2

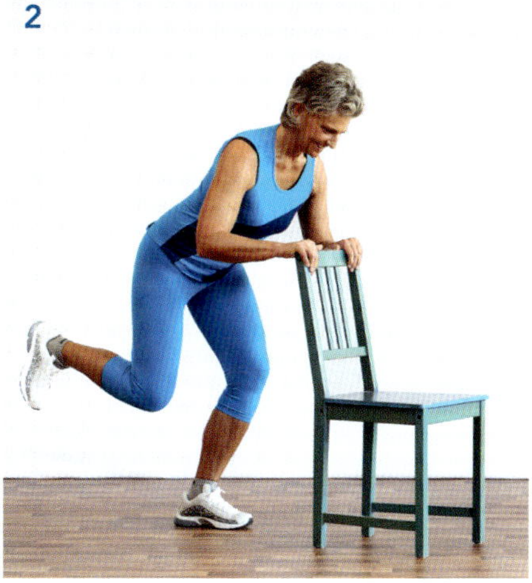

POWER-VARIANTE 2 Verlagern Sie Ihr ganzes Körpergewicht auf ein Bein (100:0). Das andere Bein ist vom Boden angehoben. Gehen Sie nun in die beschriebene Beugung des Knies. Achten Sie bei dieser Variante noch mehr auf die Einhaltung der sogenannten Beinlinie: Das Knie und die Fußspitze des Standbeins zeigen in eine Richtung.

Um die Kraft der Füße und Ihre Fähigkeit, den Körper auszubalancieren, optimal zu nutzen, bietet sich der sogenannte Drei-Punkte-Stand an. Hierbei sind die Großzehenballen, die Kleinzehenballen und die Mitte der Ferse aktiv in den Boden gedrückt. Dadurch wird das Quer- und das Längsgewölbe der Füße aktiviert. Der Fuß wird gefühlt und optisch kürzer.

X & O – für kraftvolle Beweglichkeit im Hüftgelenk

Die Übung führt zu einer starken Innenrotation im Hüftgelenk („X-Position"). Wenn bei Ihnen eine Einschränkung durch ein künstliches Hüftgelenk vorliegt, üben Sie bitte die letzte Variante.

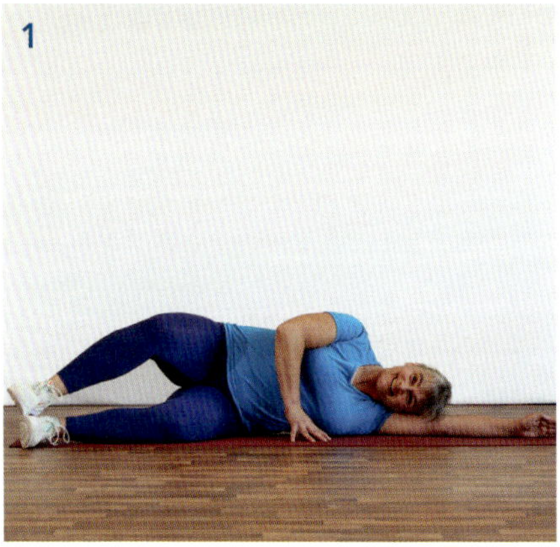

1 Legen Sie in der Seitlage Ihren Kopf in Verlängerung der Wirbelsäule auf dem unteren Arm ab. Zur besseren Stabilität stützen Sie den oberen Arm vor dem Körper ab. Die Beine liegen im 90-Grad-Winkel aufeinander. Aktivieren sie Ihre Bauchspannung, indem Sie den Bauchnabel nach innen-oben ziehen. Mit der Ausatmung führen Sie das Knie des oberen Beins nach oben-außen in eine „O-Position" der Beine.

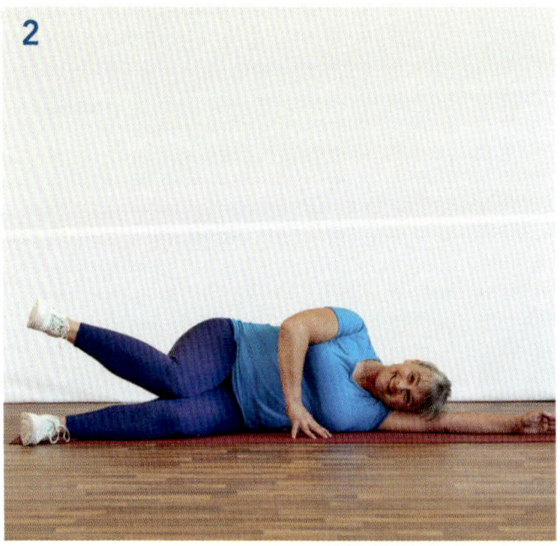

2 Senken Sie das Knie wieder und heben Sie anschließend Fuß und Unterschenkel – es entsteht eine „X-Position". Wiederholen Sie diesen Bewegungsablauf, bis Sie eine Ermüdung im Bereich der Hüft- und Gesäßmuskulatur spüren. Danach wechseln Sie die Seite.

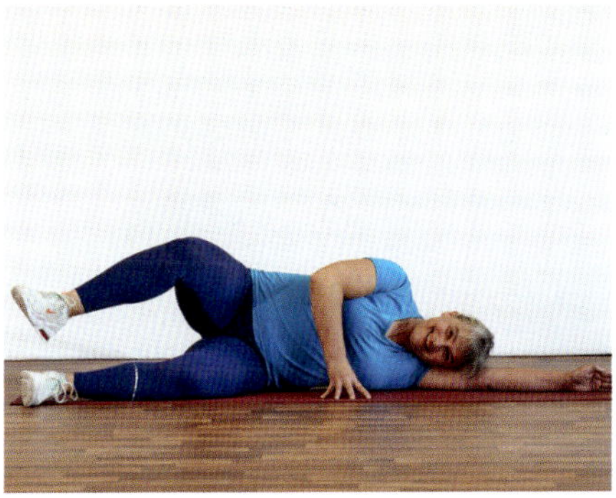

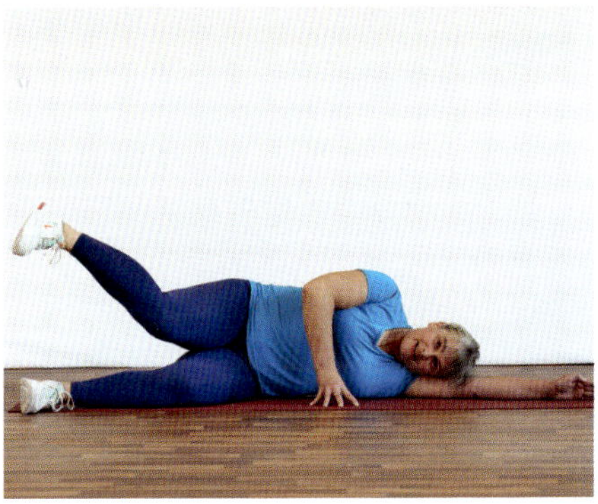

MITTLERES LEVEL Zu Beginn heben Sie das obere Bein etwas an (Schwebeposition). Führen Sie jetzt die Bewegungsfolge aus, ohne das Knie bzw. den Unterschenkel/Fuß abzulegen.

Fällt es Ihnen schwer, den Kopf in Verlängerung der Wirbelsäule auf den unteren ausgestreckten Arm abzulegen? Dann probieren Sie die Position mit einer kleinen Unterstützung durch ein gefaltetes Handtuch zwischen Arm und Kopf (siehe Beinabspreizer – für eine stabile Hüfte, S. 34). Durch die Unterlagerung kommt es zu einer besseren Ausrichtung des Kopfs. So kann ein Engpass für Blutgefäße und Nerven vermindert werden.

VARIANTE

Aus der hüftgelenksbreiten, angehobenen Position führen Sie Ihr Bein ausschließlich in die „O-Position". Tasten Sie sich an das Bewegungsausmaß heran! Zu Beginn ist die Bewegungsweite Ihres gesunden Hüftgelenks gegebenenfalls eingeschränkt. Seien Sie mutig und üben Sie regelmäßig. Mit der Zeit werden Sie eine Veränderung feststellen.

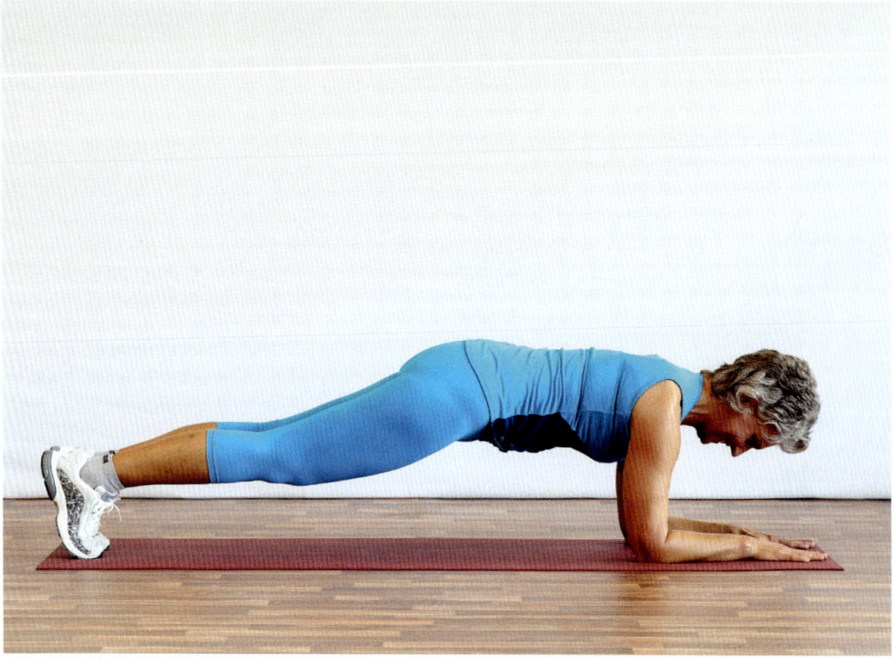

Ganzkörper-Übungen

8er-Kreise – für mehr Stabilität

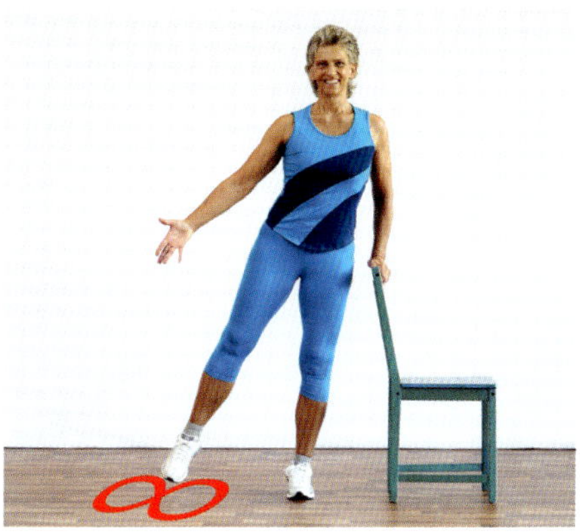

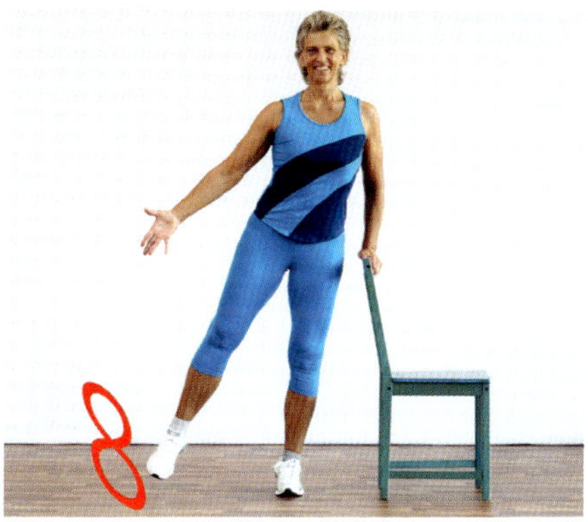

MITTLERES LEVEL Machen Sie die Übung ohne Festhalten.

SCHWERES LEVEL Bevor Sie mit dem Zeichnen der Acht beginnen, neigen Sie Ihren Körper etwas (maximal bis diagonal im 45-Grad-Winkel) zur Seite. Führen Sie die Übung ohne Festhalten aus. Halten Sie Ihre Arme etwas vor dem Körper nach außen rotiert.

LEICHTES LEVEL Stellen Sie sich neben die Wand oder neben einen Stuhl und stützen Sie sich dort im Einbeinstand mit leicht gebeugtem Knie ab. Ihre Bauchdecke ist nach innen-oben gezogen, so als würden Sie einen Reißverschluss nach oben ziehen. Ihr Atem fließt gleichmäßig ein und aus. Mit dem angehobenen freien Bein malen Sie in der Luft eine kleine Acht: seitlich-unten, in der Linie Ihres Standbeins; oder von vorn nach hinten, neben Ihrem Standbein; oder seitlich auf und ab, ebenso in der Linie Ihres Standbeins. Achten Sie darauf, dass sich Ihr Becken immer parallel zum Fußboden befindet, damit es keine ungewünschte Belastung in der Hüftgelenksregion oder im Rücken gibt.
Steigern Sie nach und nach die Bewegungsgeschwindigkeit, sodass Sie etwas ins Wanken geraten und es dennoch schaffen, stehen zu bleiben und die Bauchdeckenspannung beizubehalten. Fordern Sie sich ruhig heraus, aber vermeiden Sie Ermüdung.
Nachdem Sie die erste Seite trainiert haben, schütteln Sie sich durch wie ein nasser Hund und beginnen Sie mit dem Training der anderen Seite. Die Übungszeit ist kurz: 20 Sekunden Übungszeit und 40 Sekunden Pause, maximal 5 Sätze pro Seite.

Baumkronen-Schaukel – für seitliche Stabilität

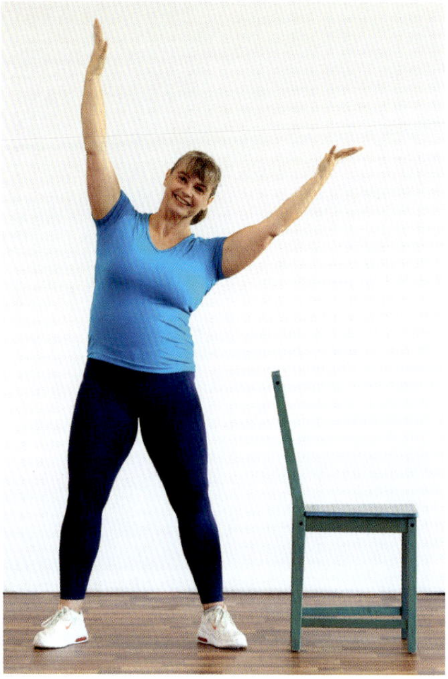

LEICHTES LEVEL Nehmen Sie den überbreiten Schulterstand mit leicht nach außen gedrehten Beinen und Füßen ein. Heben Sie Ihre Arme über vorn so weit nach oben an, wie Ihre Schultergelenke und Ihr Nacken sich gut anfühlen. Wenn möglich, sind Ihre Arme mit Abstand zum Kopf neben den Schläfen in Ihrem Sichtfeld. Strecken Sie sich mit dem ganzen Körper dem Himmel entgegen, während Ihre Füße fest in der Erde verwurzelt sind. Beugen Sie Ihre Kniegelenke ein wenig und bauen Sie die Bauchdeckenspannung auf. Wiegen Sie Ihren Oberkörper sanft und angenehm fordernd nach links und rechts, als würde eine Baumkrone von einem Lufthauch in Bewegung gesetzt werden.

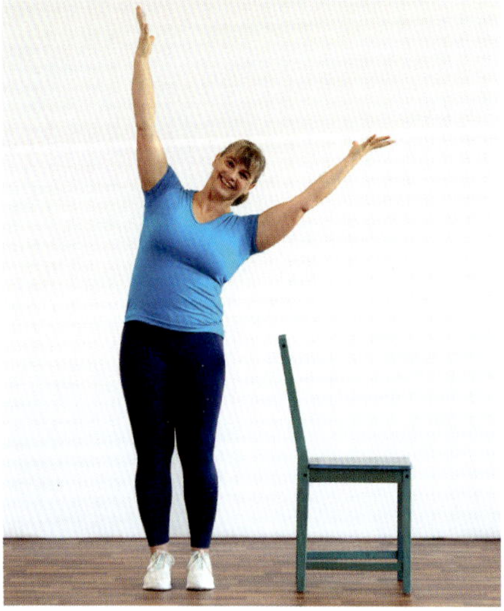

MITTLERES LEVEL Platzieren Sie Ihre Beine und Füße direkt unter Ihren Hüftgelenken oder so, dass sich die Innenseiten berühren. Führen Sie die Übung wie oben beschrieben aus.

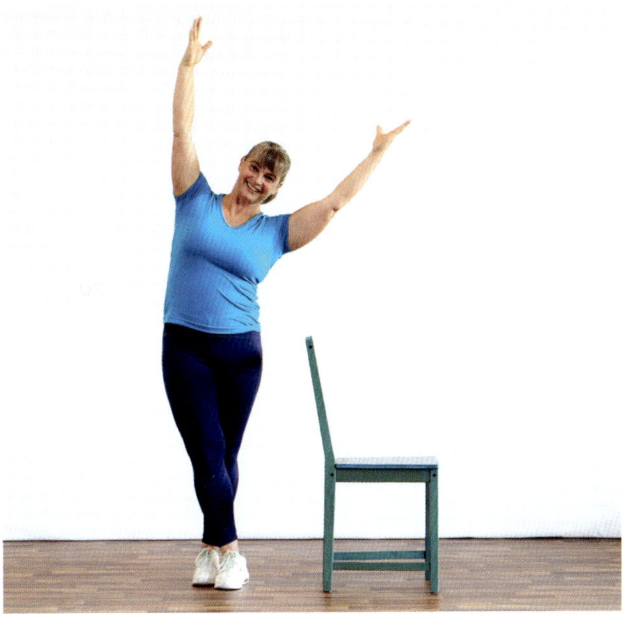

SCHWERES LEVEL Ihre Beine und Füße stehen voreinander oder sind gekreuzt. Achten Sie auf sich und beginnen Sie sanft, da diese beiden Positionen Sie in Ihrer Stabilität gut fordern werden!

Bestimmt zaubert Ihnen diese Übung ein Lächeln ins Gesicht.

Bei dieser Übung halten Sie Spannung von Kopf bis Fuß und sind so fokussiert, das Gleichgewicht zu halten, dass Ihr Atem vielleicht ins Stocken gerät. Verbinden Sie z. B. das Ausatmen mit der Bewegung zur Seite und das Einatmen mit der Bewegung zurück zur Mitte. Somit bleibt Ihr Atem im Fluss.

Beinschwingen – zum Aufbau einer besseren Balance

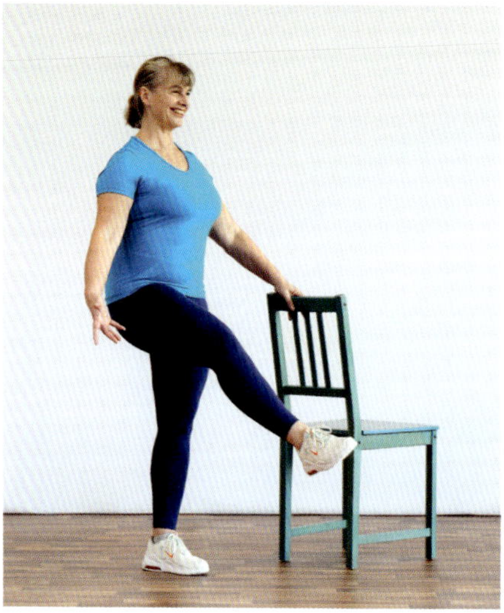

Stellen Sie sich aufrecht und seitlich zur Wand oder zu einem Stuhl. Ihre Bauchmuskulatur ist nach innen-oben voraktiviert und Ihr Atem fließt gleichmäßig.

LEICHTES LEVEL Stehen Sie auf einem Bein und halten Sie sich mit einer Hand an der Wand oder der Stuhllehne fest. Das freie Bein schwingt sacht etwas vor und zurück, wie eine Kirchturmglocke. Achten Sie darauf, dass sich die Bewegung im unteren Rücken gut anfühlt.

MITTLERES LEVEL Halten Sie sich nur fest, wenn Sie eine kleine Unterstützung für den aufrechten, sicheren Stand benötigen.

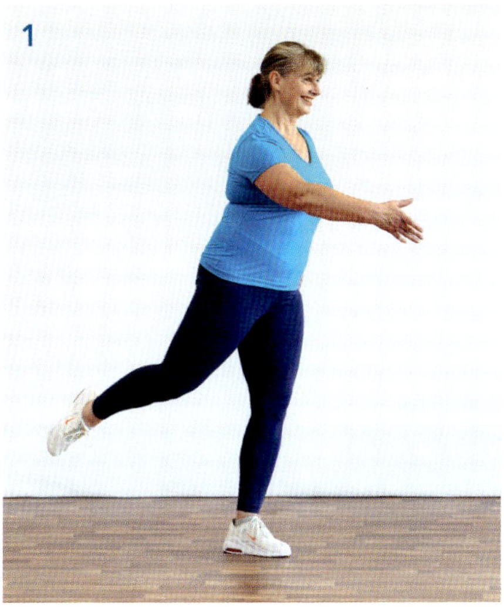

SCHWERES LEVEL 1 Schwingen Sie das freie Bein ohne Stützhilfe. Wenn Sie möchten, lassen Sie den freien Arm gegengleich oder gleich zum Schwungbein mitschwingen. Hierdurch erhöhen Sie den koordinativen Anspruch der Übung.

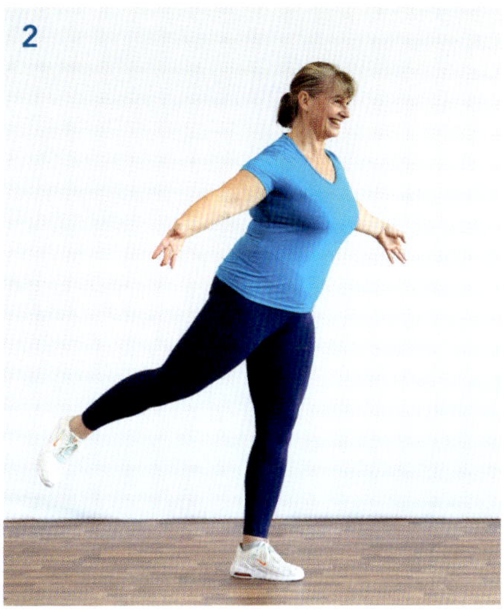

2 Beim schweren Level ohne Abstützen können sogar beide Arme mitgenommen werden.

Steigern Sie die Bewegungsweite nach vorn und hinten Stück für Stück. Bleiben Sie immer schmerzfrei in den Hüft- und Rückengelenken. Genießen Sie den etwas spielerischen Übungscharakter, vielleicht mit einer schwungvollen Musik?

Plankenschieber – für eine bessere Koordination der Kraft

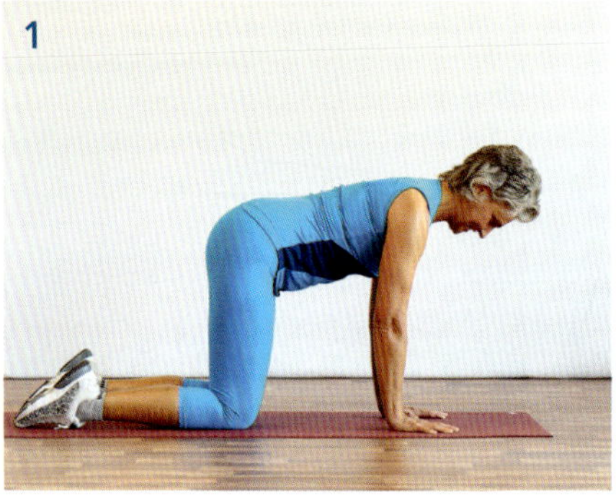

1 Gehen Sie in den Vierfüßlerstand auf die Matte und aktivieren Sie Ihre Bauchmuskulatur, indem Sie Ihre Bauchdecke kraftvoll nach innen-oben ziehen. Organisieren Sie den Schultergürtel, indem Sie die Schulterblätter in Richtung Becken nach unten ziehen. Machen Sie breite Schultern, als wären Sie ein Wachhund, der zeigt, wie stark er ist.

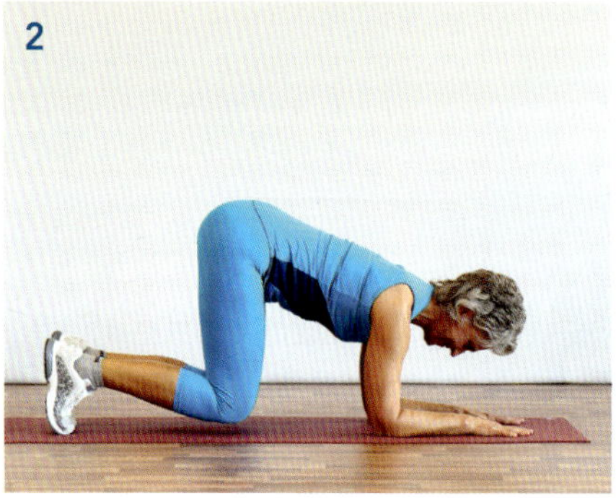

2 Auf den Unterarmen und Handflächen sowie auf den Zehenspitzen abgestützt, heben Sie Ihre Knie etwas in die Luft.

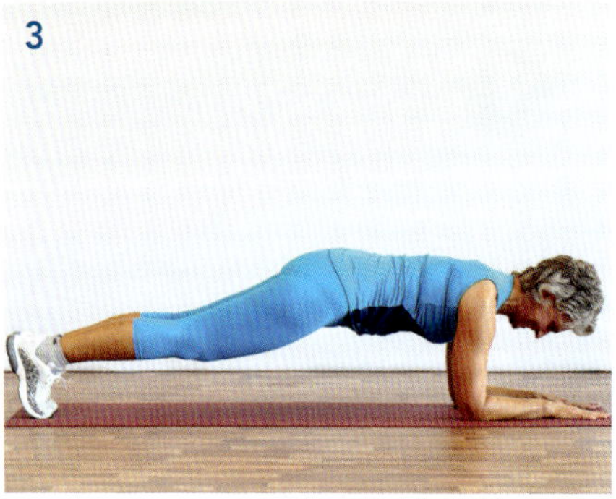

3 Wenn es Ihre Kraft erlaubt, gehen Ihre Füße weiter nach hinten, bis Sie parallel zum Fußboden lang ausgestreckt, in der sogenannten Planke, sind. Ihre Bauchmuskeln und Ihr Atem sind zu jeder Zeit aktiv.

Sollte Ihnen das Einnehmen dieser Position schwerfallen, üben Sie die Planke einige Male oder Wochen, bis Sie die Planke gut einnehmen können. Trainieren Sie nun die weiterführende Plankenschieber-Übung.

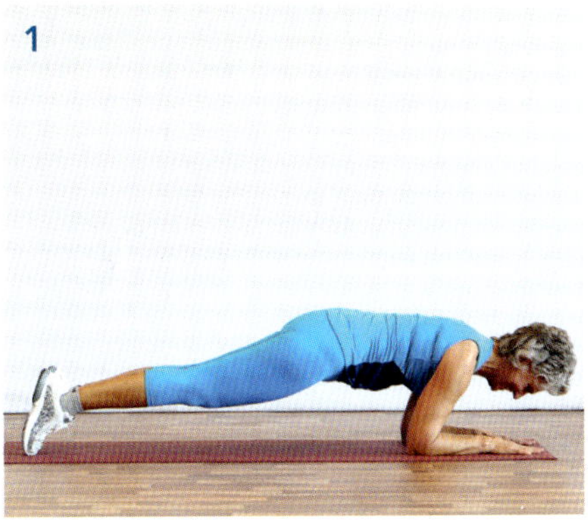

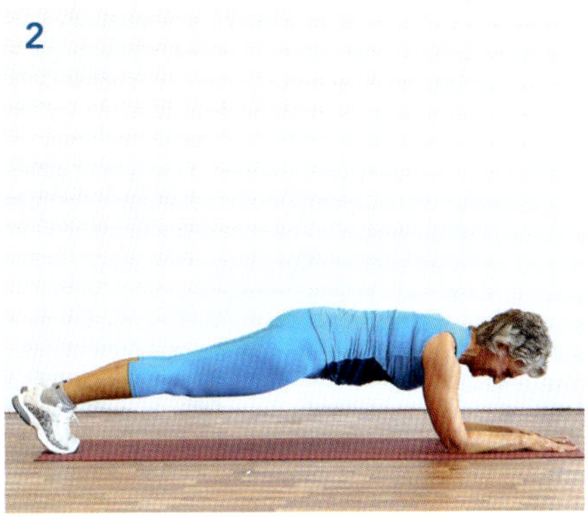

LEICHTES LEVEL Sie befinden sich in der Plankenposition und schieben Ihren Körper durch eine Gewichtsverlagerung 1-mal nach vorn (**1**) und 1-mal nach hinten (**2**). Danach setzen Sie die Knie auf dem Boden ab.

MITTLERES LEVEL Wiederholen Sie die Übung des leichten Levels mehrmals hintereinander. Gönnen Sie sich eine Pause, in der die Knie den Boden berühren. Vielleicht schütteln Sie zwischendurch die Schultern aus und entspannen den Bauchraum?

SCHWERES LEVEL Führen Sie die Plankenschieber-Übung ohne Absetzen der Knie durch. Achten Sie auf einen gleichmäßigen Atemfluss. Gestatten Sie sich, einige Male mit einer geringen Anzahl zu trainieren, und steigern Sie sich maßvoll unter Beibehaltung der guten Technik und vorhandenen Körperspannung.

Stütz rücklings – für eine kräftige Rückseite

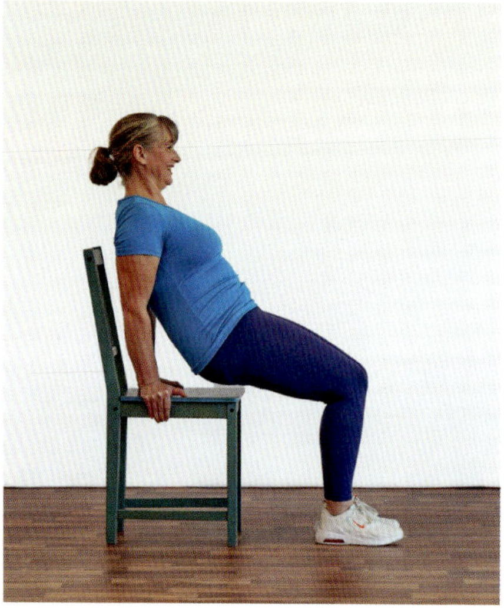

Setzen Sie sich auf das vordere Drittel des Stuhls. Ihre Füße sind etwa schulterbreit geöffnet und Ihre Fersen stehen im Lot unter Ihren Knien. Umfassen Sie hinter Ihrem Becken mit den Händen seitlich leicht die Sitzfläche und lehnen Sie sich mit dem Oberkörper etwas in Richtung Rückenlehne. Stützen Sie sich mit der Ausatmung aus dem Stuhl heraus, heben Sie Ihr Becken und aktivieren Sie die Gesäßmuskulatur. Gleichzeitig ziehen Sie die Schulterblätter in Richtung Wirbelsäule zusammen.

LEICHTES LEVEL Halten Sie die Position 3 bis 5 Atemzüge, bevor Sie sich wieder auf den Stuhl setzen. Wiederholen Sie die Halteübung mehrmals.

MITTLERES LEVEL Heben und senken Sie das Becken mehrmals ohne Absetzen.

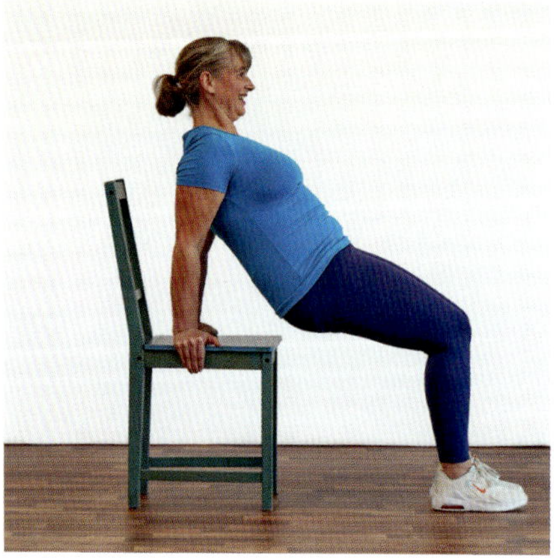

SCHWERES LEVEL Stellen Sie die Füße eine bis anderthalb Fußlängen weiter nach vorn. Dann machen Sie die Übung wie zuvor beschrieben.

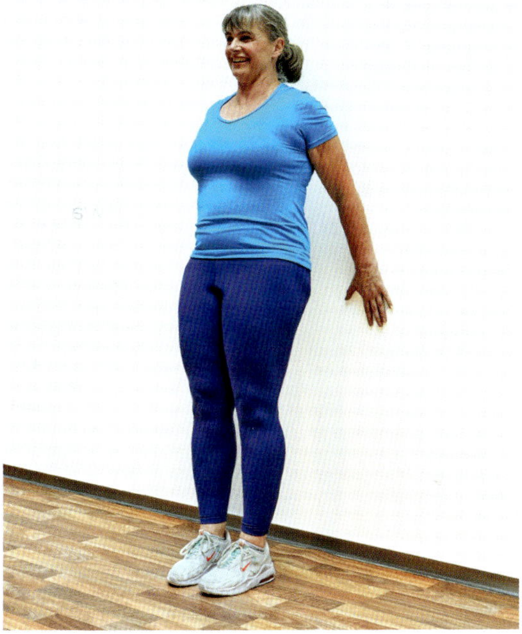

Diese Übung kräftigt nicht nur den unteren Rücken und die Gesäßmuskulatur, sondern auch die Oberarmrückseite. Wollen Sie mehr für diese Muskeln tun? Dann stellen Sie sich mit dem Rücken gegen eine Wand, die Füße mindestens eine Fußlänge von der Wand entfernt. Drücken Sie Ihre Hände fest gegen die Wand. Versuchen Sie, während des Drückens Rücken und Becken aus der Wand zu schieben.

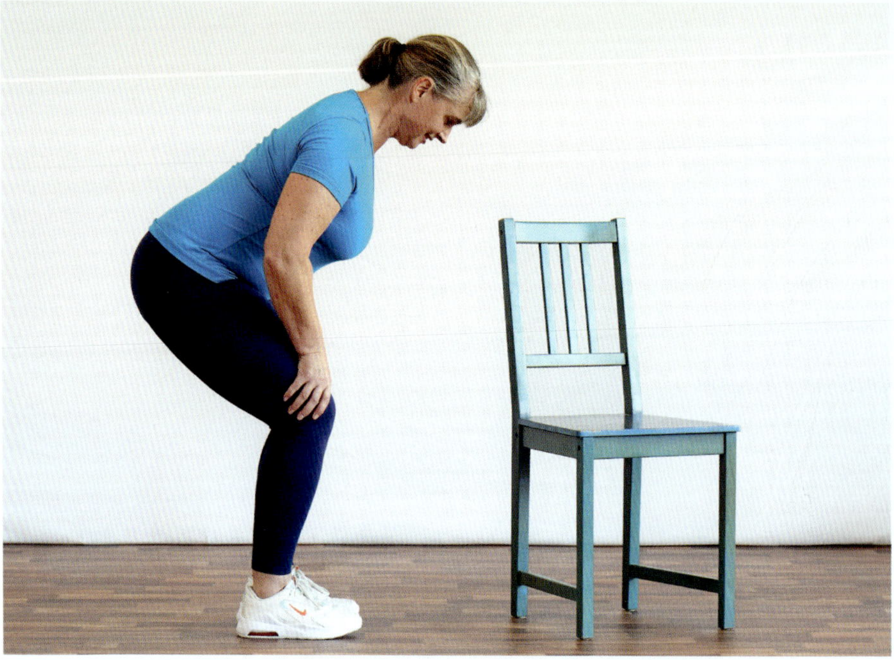

Übungen für den Rumpf

Den Beckenboden spüren

Der Beckenboden ist in drei Muskelschichten gegliedert, die gitterförmig übereinanderliegen. In Schleifen, gefächert und überlappend ist die Struktur stark und belastbar. Für eine bessere Aktivierung der Beckenbodenmuskulatur in den Übungen empfehlen wir Ihnen folgende Wahrnehmungsübung zum Erspüren der Schichten im Sitzen.

Die äußere Schicht liegt wie eine „Acht" um die Körperöffnungen und verschließt diese: Stellen Sie sich vor, Sie möchten die unteren Körperöffnungen nacheinander zuschnüren – Harnröhre, Vagina und Anus für die Frau bzw. Penis und Anus für den Mann.

Die mittlere Schicht besteht aus querverlaufenden Muskelsträngen im vorderen Drittel des Beckens: Sitzen Sie auf einem Stuhl aufrecht über Ihren Sitzbeinen. Ziehen Sie sanft Ihre Sitzbeine zusammen und ziehen Sie den Beckenboden wie in einem Fahrstuhl nach oben. Achtung: Die Gesäßmuskeln bleiben dabei entspannt.

Die tiefe, innere Schicht verläuft von vorn nach hinten und ist fächerförmig zwischen Steiß- und Schambein aufgespannt: Sitzen Sie aufrecht auf einem Stuhl. Legen Sie eine Hand auf Ihr Schambein, die andere Hand an ihr Steißbein. Versuchen Sie nun, das imaginäre Band zwischen Schambein und Steißbein enger zu ziehen. Nicht ganz einfach!

Üben Sie sich in Geduld, mit der Zeit werden Sie eine feine Veränderung der Spannung erspüren. Diese Wahrnehmungsübungen können Sie immer mal wieder im Sitzen erproben. Mit etwas Übung wird Ihnen die Ansteuerung der Beckenbodenmuskulatur immer besser gelingen.

Becken-Wandern – zur Aktivierung der Beckenbodenmuskulatur

Setzen Sie sich auf die Matte und strecken Sie Ihre Beine nach vorn aus. Richten Sie sich über Ihren Sitzbeinen auf und bauen Sie eine gute Längsspannung im Oberkörper auf. Verschränken Sie die Arme vor dem Brustkorb, dabei legen Sie die Hände an die vordere Schulter. Aktivieren Sie mit der Ausatmung Ihre Beckenbodenmuskulatur, schließen Sie dabei Ihre Körperöffnungen und ziehen Sie die Sitzbeine zueinander, ohne die Gesäßmuskulatur anzuspannen.

1

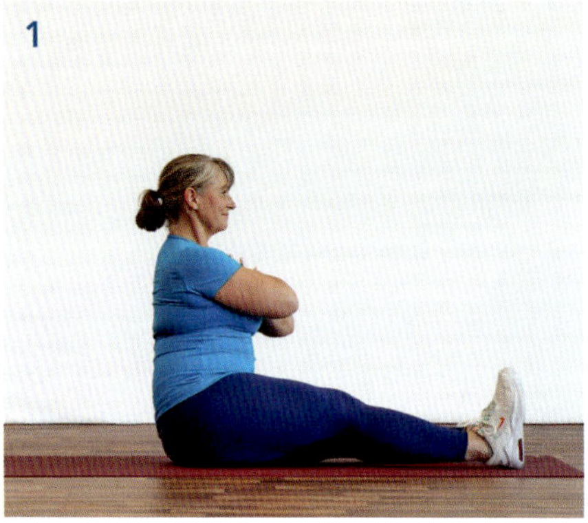

1 Wandern Sie nun mit Ihren Sitzbeinen im Wechsel auf der Matte nach hinten (4 bis 6 Schritte) und **2** wieder nach vorn. Versuchen Sie, während des „Wanderns" die Beckenbodenspannung zu halten.

2

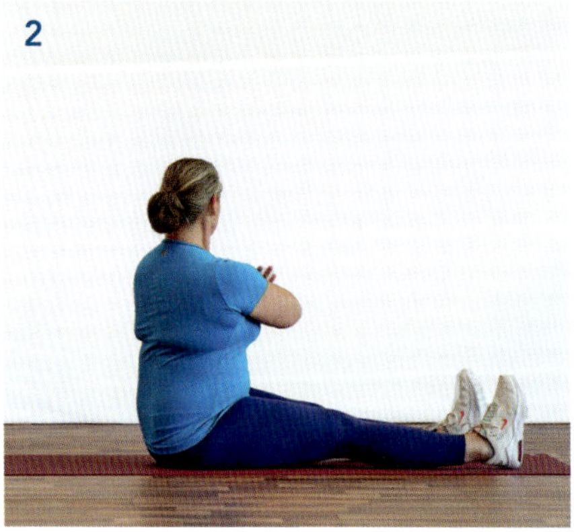

Fällt es Ihnen schwer, sich am Boden sitzend über den Sitzbeinen aufrecht auszurichten? Dann beugen Sie zu Beginn Ihre Beine etwas.

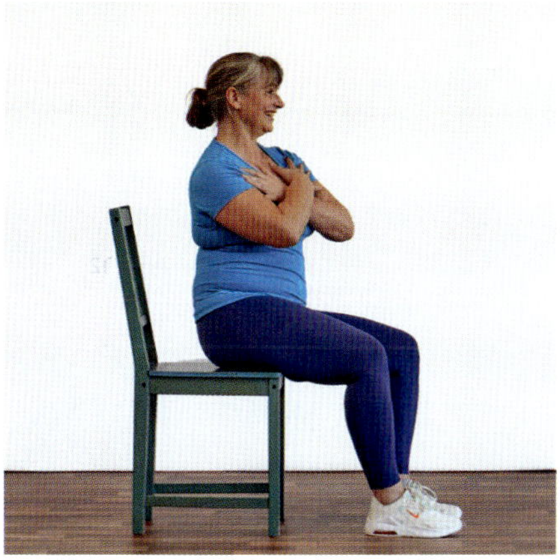

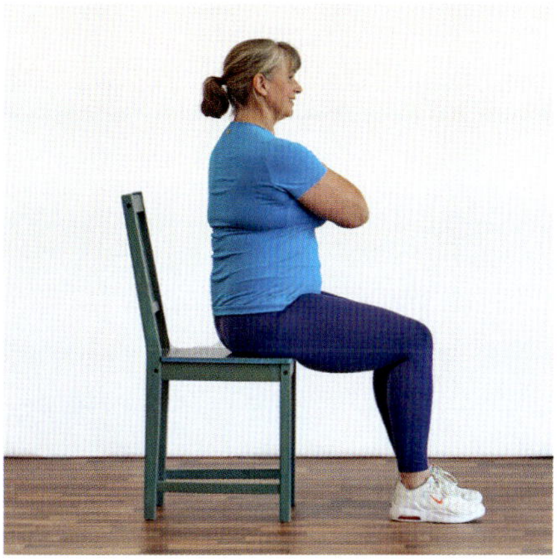

Sie können die Übung auch auf einem Stuhl sitzend ausführen: Da Sie hier nicht so viele „Schritte" rück- und vorwandern können, setzen Sie das rechte Sitzbein zurück und vor und danach das linke Sitzbein. Dabei können Sie im Wechsel arbeiten oder mehrmals eine Seite wiederholen (4- bis 6-mal) und dann die Seite wechseln.

Beckenwelle – zur Stärkung der Beininnenseiten und des Beckenbodens

Legen Sie sich in der Rückenlage mit aufgestellten Beinen auf die Matte. Stellen Sie die Füße etwa hüftgelenksschmal und leicht vor dem Knie-Lot auf. Zwischen den Knien befindet sich ein gefaltetes Handtuch. Aktivieren Sie Ihre Beckenbodenmuskulatur mit der Ausatmung und ziehen Sie den Bauchnabel nach innen-oben, als ob sie den Reißverschluss einer engen Hose schließen wollten.

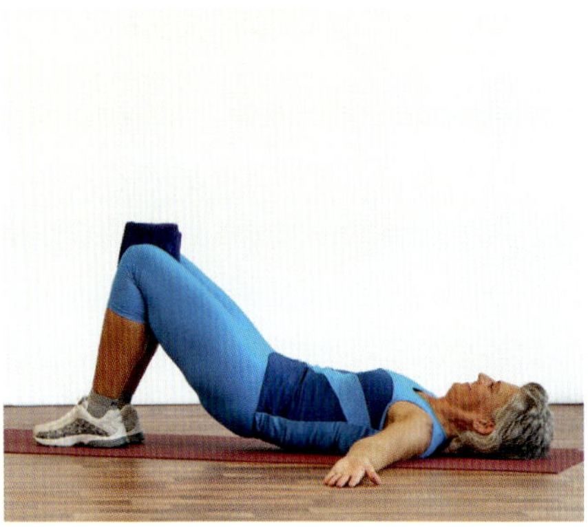

Rollen Sie Ihr Becken und den unteren Rücken leicht aus der Matte (Schwebeposition ca. 3 bis 5 cm über der Matte) und drücken Sie das Handtuch mit den Knien zusammen. Mit der Einatmung rollen Sie das Becken in die Ausgangsposition zurück und lösen die Spannung. Dabei rollt Ihr Becken im Atemfluss auf und ab wie eine Welle am Strand. Wiederholen Sie die Übung mehrmals.

LEICHTES LEVEL Heben Sie das Becken an und rollen Sie es wieder zum Boden, ohne das Handtuch mit den Knien zu drücken. Wiederholen Sie diesen Bewegungsablauf mehrmals.

MITTLERES LEVEL Wie oben beschrieben.

SCHWERES LEVEL Bleiben Sie länger in der Schwebeposition, etwa 3 bis 5 Atemzüge. Konzentrieren Sie sich auf die Beckenbodenspannung und drücken Sie die Knie mehrmals gegen das Handtuch. Wiederholen Sie die Übung 6- bis 10-mal.

Informationen zur Beckenbodenaktivierung finden Sie bei der Übung Becken-Wandern auf Seite 58. Gelingt Ihnen die Übung Beckenwelle mit Aktivierung der Beckenbodenmuskulatur, dann können Sie diese erweitern zum Beckenheber (S. 30).

Wegschieber – für eine größere Bauchkraft

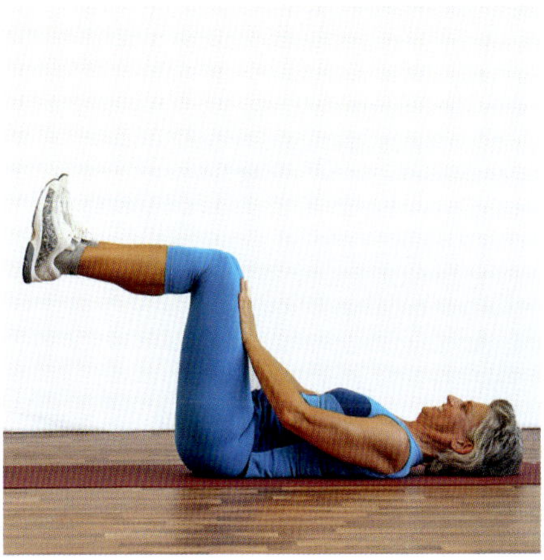

LEICHTES LEVEL Legen Sie sich auf den Rücken, behalten Sie die natürliche Schwingung der Wirbelsäule bei. Heben Sie Ihre Beine bei aktivierter Bauchmuskelspannung im 90-Grad-Winkel an und legen Sie Ihre Handinnenflächen auf die Oberschenkel. Drücken Sie die Hände beim nächsten Ausatmen leicht gegen die Oberschenkel, diese bleiben an ihrem Platz über den Hüftgelenken stehen. Ihr Kopf liegt am Boden. Beim Einatmen lösen Sie den Druck der Hände.

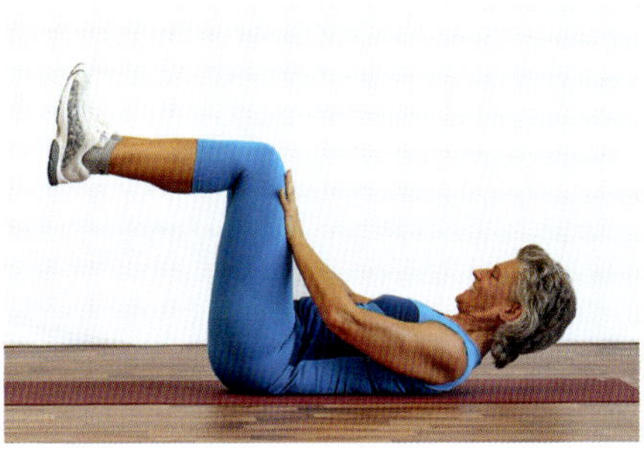

MITTLERES LEVEL Heben Sie zusätzlich den Kopf in die Luft, wenn die Hände gegen die Oberschenkel drücken.

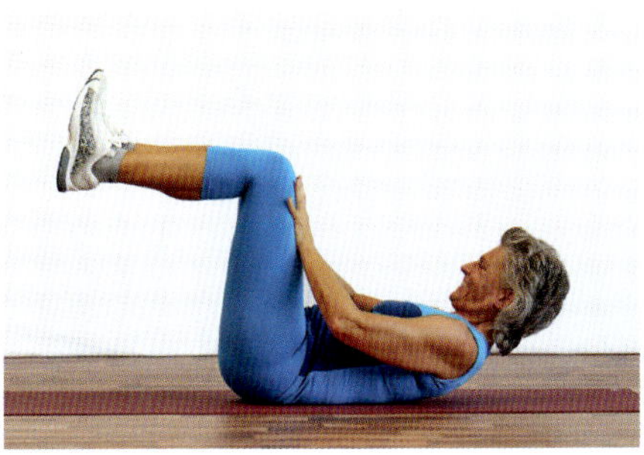

SCHWERES LEVEL Heben Sie den Kopf und die Schulterblätter von der Unterlage ab, sodass sich der Rumpf etwas einrollt, während die Hände gegen die Oberschenkel drücken.

Atmen Sie beim Druckaufbau der Hände aus, beim Drucknachlass der Hände ein. Möchten Sie länger in der (angehobenen) Trainingsposition verweilen, lassen Sie den Atem bitte weiterfließen!

Beckenroller – für eine starke Mitte

Sie liegen auf dem Rücken, Ihre Füße sind auf der Matte aufgestellt, Ihre Arme liegen zur Seite ausgebreitet und die Handinnenflächen zeigen in Richtung Decke. Ihre Wirbelsäule liegt natürlich nach oben sowie unten geschwungen in der doppelten S-Form. Das heißt, dass Ihre Lendenwirbelsäule sich leicht in der Luft befindet, während das Kreuzbein und das Becken fest auf dem Boden liegen.

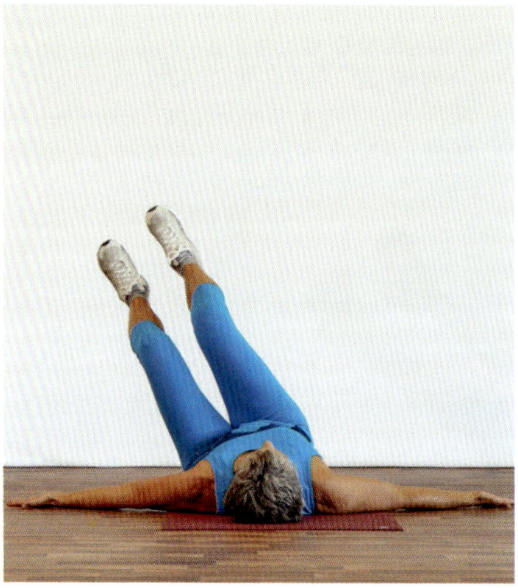

LEICHTES LEVEL Behalten Sie diese Position der Wirbelsäule bei und ziehen Sie die Bauchmuskulatur nach innen-oben. Heben Sie nun nacheinander Ihre Beine in den 90-Grad-Winkel an. Bewegen Sie die Beine in dieser Haltung ein wenig zur linken Seite, sodass sich die rechte Beckenseite etwas vom Boden löst. Mit der Bauchkraft führen Sie die Beine und das Becken über die Mitte auf die rechte Seite, bis sich die linke Beckenseite etwas vom Boden löst.

MITTLERES LEVEL Bevor Sie die Seite wechseln, bauen Sie eine kürzere oder längere Haltezeit ein.

SCHWERES LEVEL In dieser Variante bleiben Sie auf einer Seite, indem Sie die Beine und das Becken bis kurz vor der Mitte hin- und herbewegen. Nutzen Sie für die Bewegung wie auch in den anderen Levels Ihre Bauchkraft. Verweilen Sie z. B. 5-mal auf der rechten Seite, wechseln Sie dann auf die linke Seite und gehen Sie dort 5-mal hin und her.

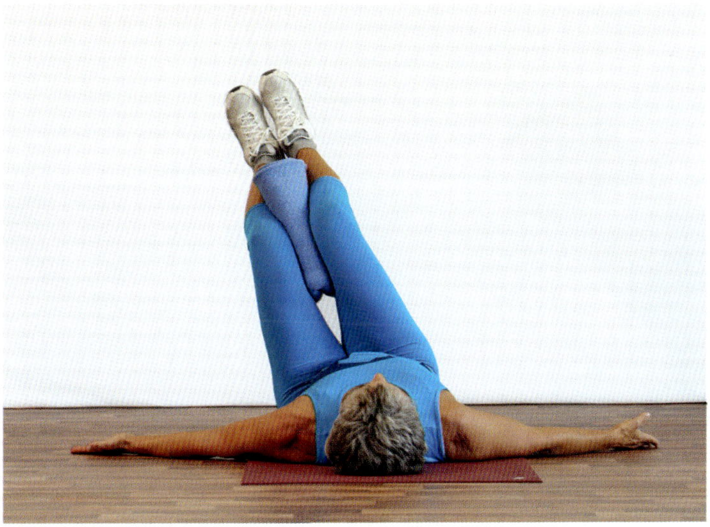

Damit es Ihnen leichter fällt, den Abstand der Knie hüftgelenksbreit zu halten, können Sie sich ein Handtuch zwischen die Knie klemmen. Dieses gibt Ihnen dann eine Orientierung. Zugleich hat das Festhalten des Handtuchs positive Effekte auf die Aktivierung der Beckenbodenmuskulatur. Mehr Informationen zum Beckenbodentraining finden Sie bei der Übung Beckenwelle auf Seite 60.

Brustdrücker – für ein besseres Kräfteverhältnis

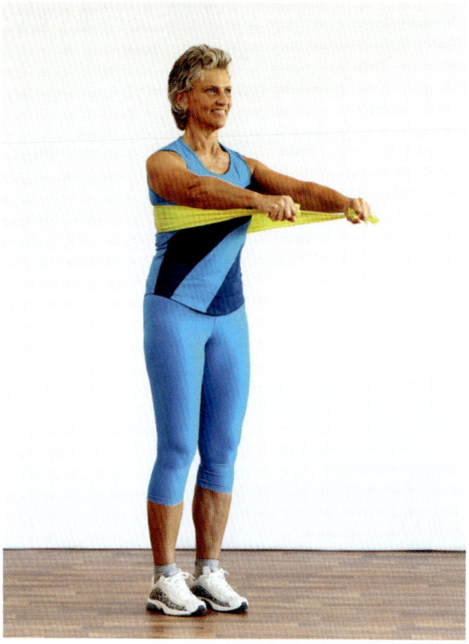

LEICHTES LEVEL Legen Sie das Gummiband unter den Achselhöhlen um den Rücken herum und halten Sie es vor dem Körper fest. Die Handinnenflächen zeigen zueinander oder nach unten. Aktivieren Sie Ihren aufrechten stabilen Stand. Ziehen Sie Ihre Wirbelsäule in die Länge und spannen Sie die Bauchdecke nach innen-oben an. Fassen Sie das Band so kurz, dass es unter leichter Spannung ist. Die Ellbogen zeigen nach außen. Beim nächsten Ausatmen schieben Sie beide Arme nach vorn in Schulterbreite bei fast ganz gestreckten Ellbogen. Führen Sie die Arme langsam zur Ausgangsposition zurück.

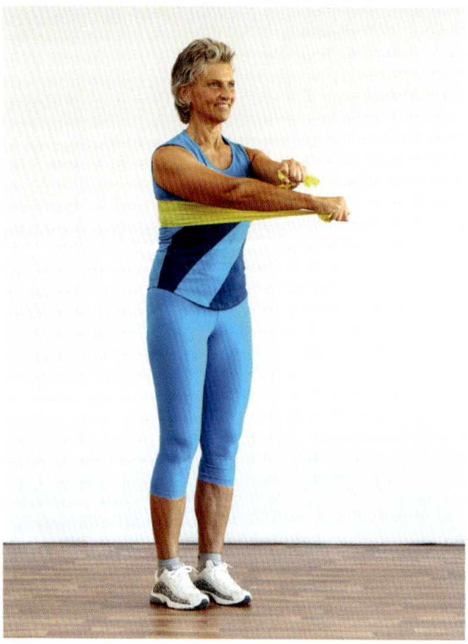

MITTLERES LEVEL Verändern Sie die Bewegungsrichtung. Schieben Sie beide Arme nach vorn zur Mitte, wo sich die Arme überkreuzen und die Ellbogen fast ganz gestreckt sind. Die Handinnenflächen zeigen zueinander oder nach unten. Führen Sie die Arme langsam zur Ausgangsposition zurück.

SCHWERES LEVEL Nehmen Sie ein stärkeres Gummiband.

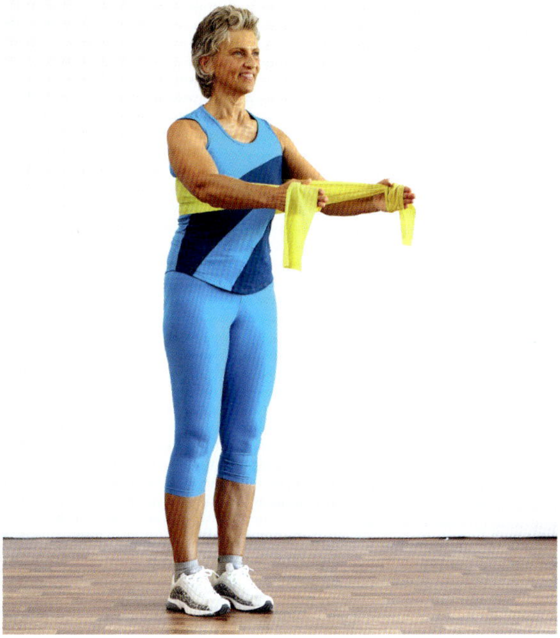

Bei Körperkontakt wird das Band so um den Körperteil gewickelt oder befestigt, dass weiterhin eine gute Durchblutung gewährleistet ist und beim Reißen keine Gefährdung anderer Körperpartien entsteht. Bei dieser Übung wird das Band in der Faust festgehalten, ohne es zu wickeln, oder breit um die Hände gewickelt.

Brustwirbelsäulen-Rotation – für eine aktive Beweglichkeit

1

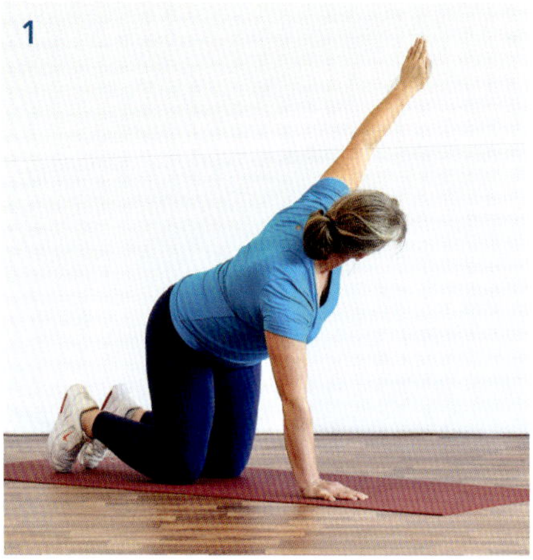

1 Gehen Sie in den Vierfüßlerstand. Setzen Sie Ihre Hände unter die Schultern und Ihre Knie unter die Hüftgelenke, bauen Sie eine gute Rumpfspannung auf und verlängern Sie Ihre Wirbelsäule vom Steiß bis zum Scheitel. Mit der Ausatmung heben Sie den linken Arm über die Seite in Richtung Decke an. Ihr Blick folgt dabei der linken Hand. Mit der Einatmung versuchen Sie, die Bewegung in Richtung Decke zu vergrößern.

2

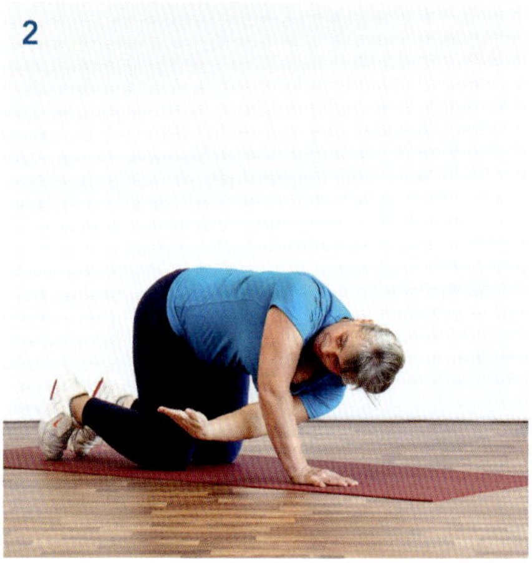

2 Führen Sie mit der Ausatmung den erhobenen Arm unter Ihrem Körper hindurch zur gegenüberliegenden Seite, dabei geht die linke Schulter in Richtung Matte. Atmen Sie in der Endposition ein und versuchen Sie, Ihre Bewegung zu vergrößern.
Wiederholen Sie die Übung mehrmals zur gleichen Seite, bis Sie eine leichte Ermüdung im Arm-Schulter-Bereich spüren. Wechseln Sie die Seite.

LEICHTES LEVEL Üben Sie im Wechsel: einmal rechts, einmal links.

MITTLERES LEVEL Wie oben beschrieben.

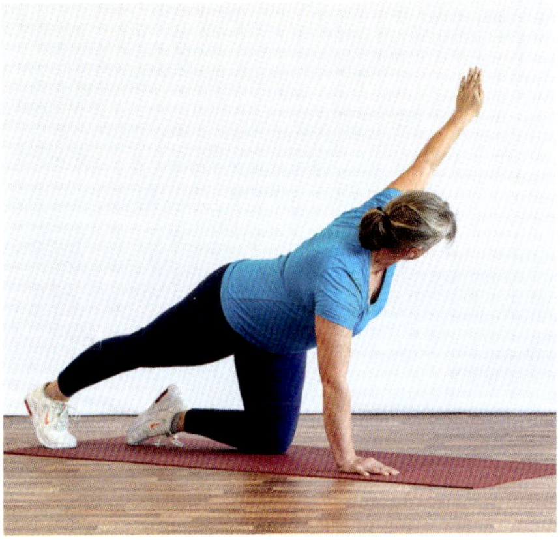

SCHWERES LEVEL Im Vierfüßlerstand stellen Sie das rechte Bein nach hinten auf, führen Sie die Übung mit dem linken Arm wie zuvor beschrieben mehrmals auf dieser Seite aus, danach auf der anderen.

Wenn es Ihnen schwerfällt, dem vorgegebenen Atemrhythmus zu folgen, dann lassen Sie den Atem einfach fließen und atmen Sie in der jeweiligen Endposition mehrmals ein und aus.

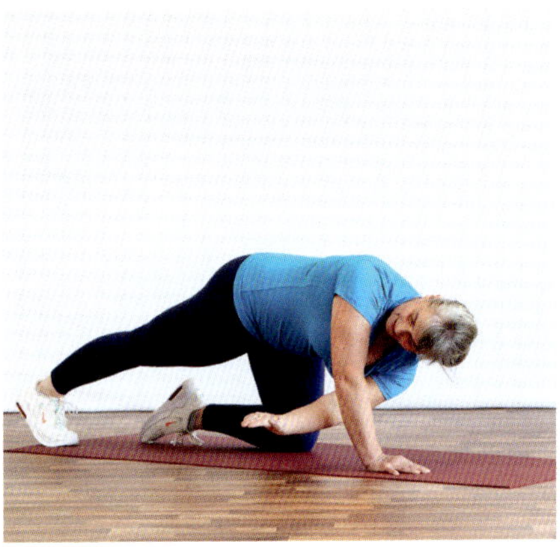

Manchmal kann der Druckschmerz im Handgelenk limitierend wirken. Gewöhnen Sie Ihre Handgelenke an die Stützposition. Machen Sie zu Beginn zwischen den Wiederholungen eine kurze Pause und lockern Sie die Handgelenke durch sanftes Kreisen der Hände. Bei anderen Einschränkungen (z. B. Karpaltunnelsyndrom) kann der Einsatz von Liegestütz-Griffen in den Stützübungen eine Erleichterung sein.

Diagonalzug – für eine stabile Wirbelsäule und einen starken Rücken

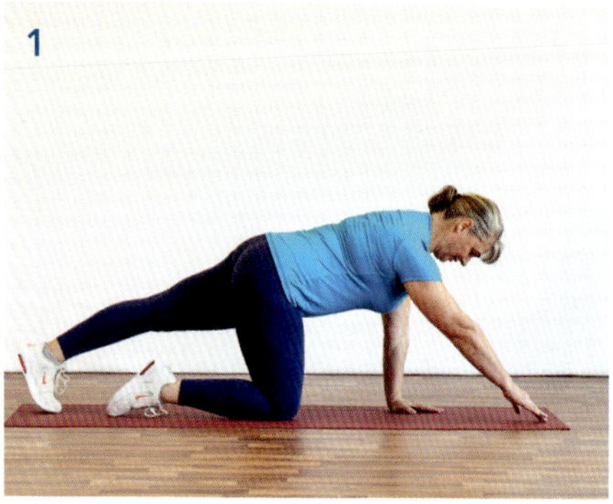

1 Gehen Sie in den Vierfüßlerstand. Setzen Sie Ihre Hände unter die Schultern und Ihre Knie unter die Hüftgelenke, bauen Sie eine gute Rumpfspannung auf und verlängern Sie Ihre Wirbelsäule vom Steiß bis zum Scheitel. Lösen Sie den rechten Arm und das linke Bein aus der Matte und führen Sie beide nach vorn und hinten zum Mattenrand.

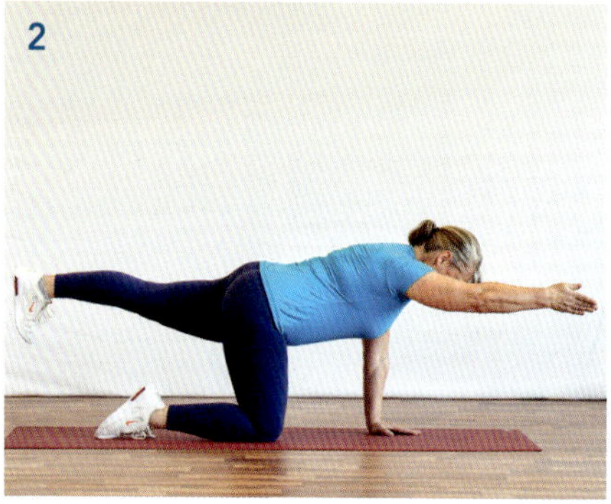

2 Heben Sie gleichzeitig den Arm und das Bein in den „Diagonalzug" an. Halten Sie das Becken stabil und ziehen Sie Ihre Schulterblätter in Richtung Hosenbund. Senken Sie Arm und Bein, ohne abzusetzen, wieder in Richtung Boden. Wiederholen Sie den Bewegungsablauf mehrmals. Anschließend Seitenwechsel.

LEICHTES LEVEL Setzen Sie Arm und Bein wieder am Boden ab.

MITTLERES LEVEL Wie oben beschrieben.

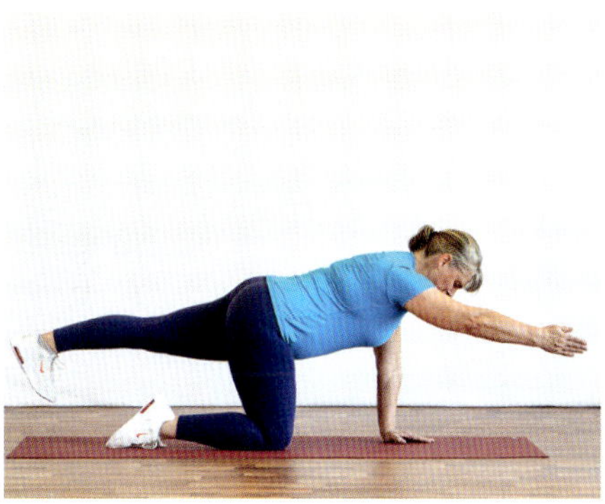

SCHWERES LEVEL Heben und senken Sie den Arm und das Bein im oberen Drittel des Bewegungsradius.

POWER-VARIANTE Nehmen Sie kleine Hanteln in die Hand. Damit setzen Sie einen zusätzlichen Kraftreiz für die Arm-Schulter-Muskulatur.

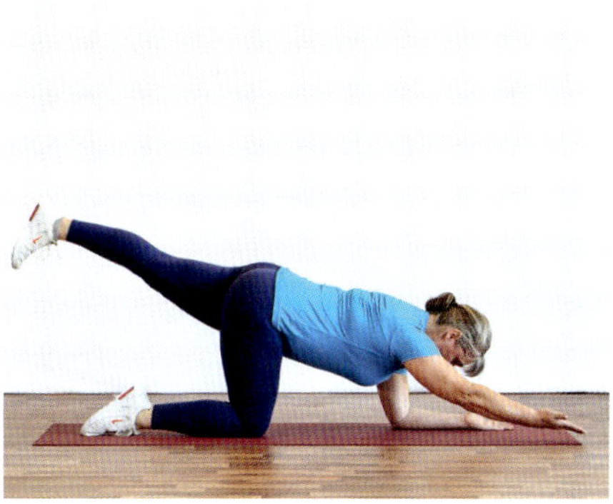

Manchmal kann der Druckschmerz im Handgelenk einschränkend wirken. Gewöhnen Sie deshalb Ihre Handgelenke an die Stützposition. Machen Sie zu Beginn zwischen den Wiederholungen mal eine kurze Pause und lockern Sie die Handgelenke durch sanftes Kreisen der Hände. Bei anderen gesundheitlichen Einschränkungen, wie z. B. einem Karpaltunnelsyndrom, kann der Einsatz von Liegestütz-Griffen in den Stützübungen eine Erleichterung sein. Sollten Sie sich nicht mit den Händen am Boden abstützen können, dann setzen Sie die Unterarme auf der Matte auf. Achten Sie darauf, die Ellbogen unter den Schultergelenken und schulterbreit auszurichten, die Unterarme parallel. Die Handinnenflächen zeigen in Richtung Decke.

Liegestütze – für mehr Stützkraft

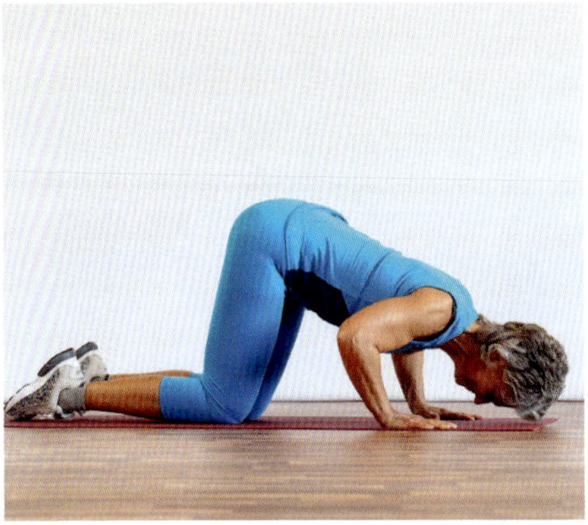

LEICHTES LEVEL Gehen Sie in den Vierfüßlerstand. Die Hände sind überschulterbreit und aktiv aufgestellt, die Knie unter den Hüftgelenken platziert. Ihre Ellbogen sind in der Ausgangs- und Endposition leicht angewinkelt. Beugen Sie die Ellbogen stärker, sodass Ihr Oberkörper in Richtung Unterlage hinuntergeht, bis Ihre Nase zwischen den Händen oder vor den Fingerspitzen kurz über der Matte schwebt. Von hier aus geht es mit dem Ausatmen und dem Strecken der Arme zurück zur Ausgangsposition.

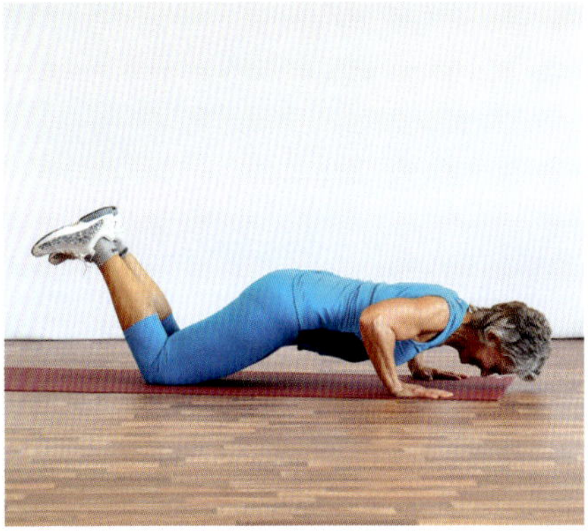

MITTLERES LEVEL Bringen Sie Ihren Oberkörper in eine diagonale Position nach vorn-unten, heben Sie die Unterschenkel und Füße an, sodass das Gewicht bei den Beinen von der Oberschenkelmuskulatur oberhalb der Knie getragen wird. Verfahren Sie wie oben: Gehen Sie unter Beibehaltung der Dauerspannung in den Armen (gebeugte Ellbogen) runter und hoch.

Achten Sie in der Stützposition darauf, Ihre Hände aktiv zu nutzen: Verlagern Sie das Gewicht von der Handwurzel über die gesamte Länge und Breite der Hände bis zu den Handballen der Finger und weiter bis zu den Fingerkuppen, sodass eine kleine Höhle unter der Handinnenfläche entsteht. Beugen Sie zudem die Ellbogen leicht, damit die Unterarmmuskulatur mitarbeiten kann.

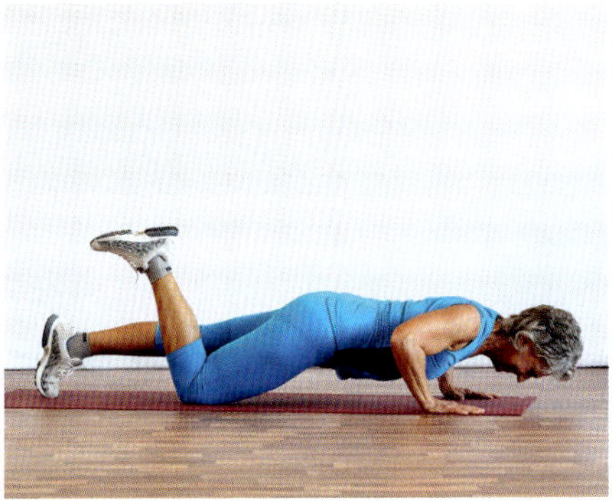

SCHWERES LEVEL Strecken Sie ein Bein lang nach hinten aus und stellen Sie die Fußspitze auf dem Boden ab. Das andere Bein bleibt wie im mittleren Level auf dem Oberschenkel abgestützt.

POWER-VARIANTE Stellen Sie ebenso den zweiten Fuß nach hinten auf dem Boden auf: Sie befinden sich in der sogenannten Plankenposition. Achten Sie besonders auf Ihren Atemfluss: Wenn Sie von unten nach oben drücken, atmen Sie aus. Auf dem Weg von oben nach unten atmen Sie ein.

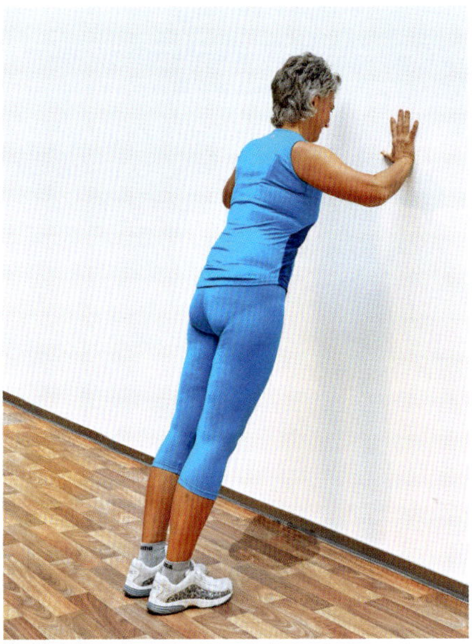

Im Alltag stützen Sie wenig? Sollte Ihnen das leichte Level zu schwerfallen, üben Sie die Liegestütze zuerst an der Wand. Je weiter Ihre Füße von der Wand entfernt sind, umso schwerer wird es. Beginnen Sie mit einem Abstand zur Wand, bei dem Sie 5 bis 10 Wiederholungen gut schaffen. Atmen Sie aus, wenn Sie sich von der Wand wegdrücken, und ein, wenn Sie die Ellbogen stärker beugen, sodass Ihre Nase fast die Wand berührt.

Rückenstrecker – für eine bessere Aufrichtung

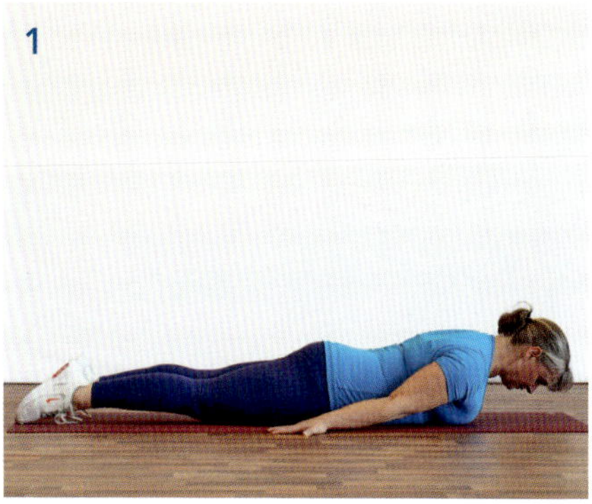

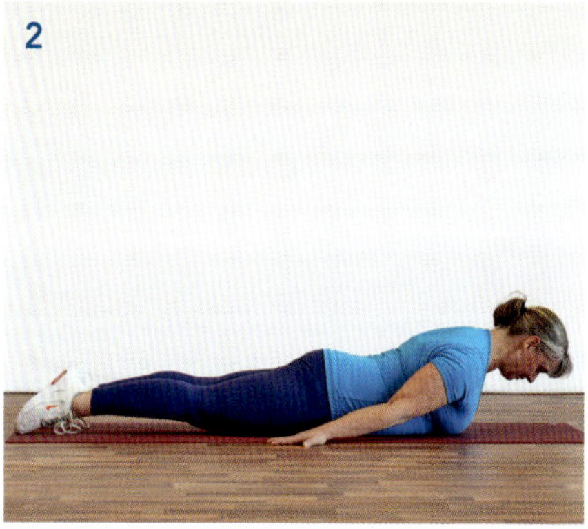

LEICHTES LEVEL 1 Sie liegen in der Bauchlage auf der Matte. Ihre Arme befinden sich neben dem Körper, die Hände zeigen in Richtung Füße, wobei die Handinnenflächen den Boden berühren. Beim nächsten Ausatmen ziehen Sie die Bauchdecke nach innen-oben ein, halten Sie die Spannung aufrecht und atmen Sie weiter. Heben Sie nun den Kopf und das Brustbein ganz leicht vom Boden ab. Versuchen Sie dabei, in die Länge zu wachsen. Dies ist Ihre Ausgangsposition.

2 Heben Sie Ihren Rumpf weiter an, bis Sie Ihre individuelle Grenze erreicht haben: ohne Schmerzen und ohne Druckbelastung im unteren Rücken sowie mit aufrechtgehaltener Bauchmuskelaktivierung und abgelegten Beinen. Senken Sie den Oberkörper langsam bis zur Ausgangsposition kurz über dem Boden ab. Wenn möglich, wiederholen Sie die Übung ein weiteres Mal.

MITTLERES LEVEL Heben Sie Arme und Hände an und strecken Sie sie Richtung Füße aus.

Damit Sie bei der Übung mehr in die Länge gehen, können Sie sich vorstellen, Ihren Kopf wie eine Schildkröte aus dem Panzer zu recken.

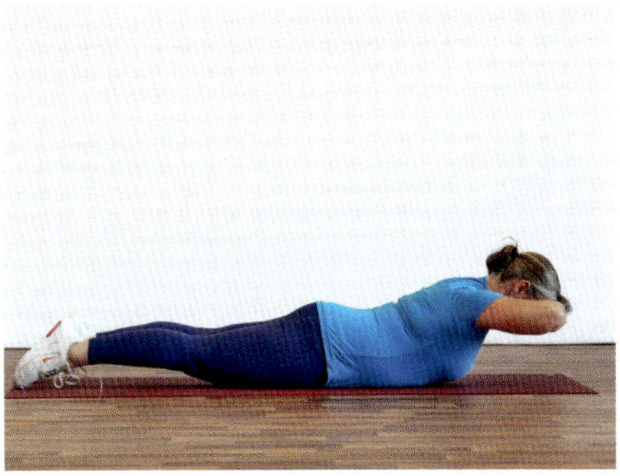

SCHWERES LEVEL Breiten Sie die Arme in leicht angehobener Oberkörperposition zur Seite aus, winkeln Sie die Ellbogen an, sodass sich Ihre Hände und die Stirn berühren. Mit dem Heben und Senken des Oberkörpers trainieren Sie die Muskulatur rechts und links neben der Wirbelsäule.

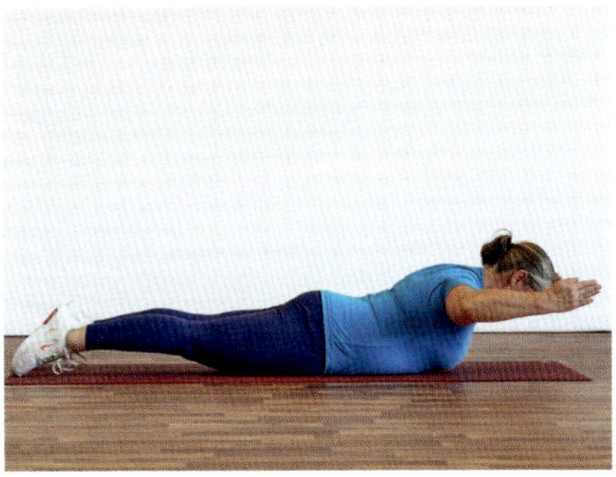

VARIANTE „DIE FITTEN" Halten Sie Ihre Arme in der sogenannten U-Haltung: Die Ellbogen sind um 90 Grad gebeugt, die Unterarme parallel zum Boden neben dem Kopf, die Handinnenflächen zeigen zueinander. Achten Sie besonders darauf, die Bauchdeckenspannung aufrechtzuhalten und fließend zu atmen.

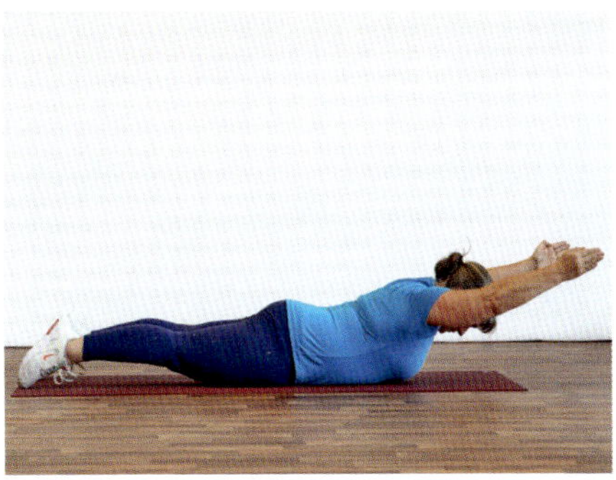

POWER-VARIANTE Strecken Sie die Arme Stück für Stück in die Länge, bis sie ganz ausgestreckt sind.

Ihr Blick ist bei jeder Variante in Richtung Boden gerichtet. Dadurch behalten Sie die natürliche Schwingung der Halswirbelsäule bei, um auch in der Halswirbelsäule ein funktionelles Training der Muskulatur zu begünstigen, und setzen einen Impuls gegen die Beugehaltung Ihres Alltags.

Rückenzug – für eine bessere Aufrichtung und Koordination

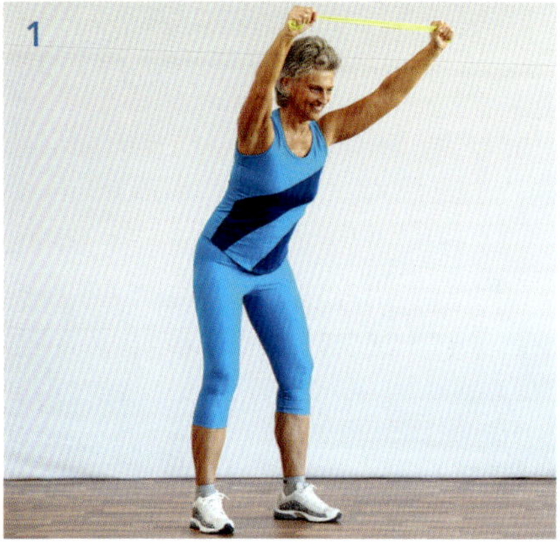

LEICHTES LEVEL 1 Nehmen Sie einen breitbeinigen Stand mit aufgebauter Rumpfspannung ein und beugen Sie den Rumpf leicht vor. Heben Sie die Hände vor dem Körper nach oben – wenn möglich oberhalb des Kopfs – und halten Sie damit das Gummiband unter leichter Vorspannung. Spüren Sie, wie durch diese Vorbereitung die Muskulatur Ihres Rückens anfängt, zu arbeiten.

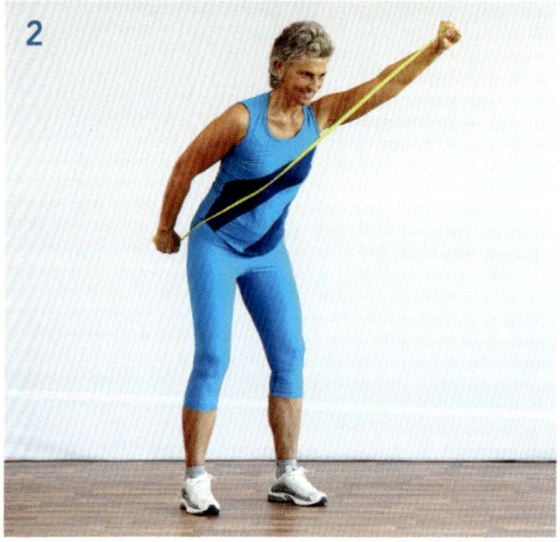

2 Ziehen Sie nun das Gummiband mit der rechten Hand nach unten-hinten sowie etwas zum Körper heran, als wollten Sie die Hand verstecken. Dabei drehen Sie den Arm nach innen. Führen Sie den Arm langsam zur Ausgangsposition zurück. Wiederholen Sie die Übung mit der gleichen Seite, so oft Sie möchten. Machen Sie, wenn nötig, vor dem Training der zweiten Seite eine kleine Pause.

MITTLERES LEVEL Verändern Sie die Zugstärke des Gummibands, indem Sie enger greifen.

KOORDINATIVE VARIANTE

Gehen Sie in die Ausgangsposition wie oben beschrieben. Führen Sie nun beide Arme gleichzeitig nach unten und wieder zurück zur vorgespannten Ausgangsposition.

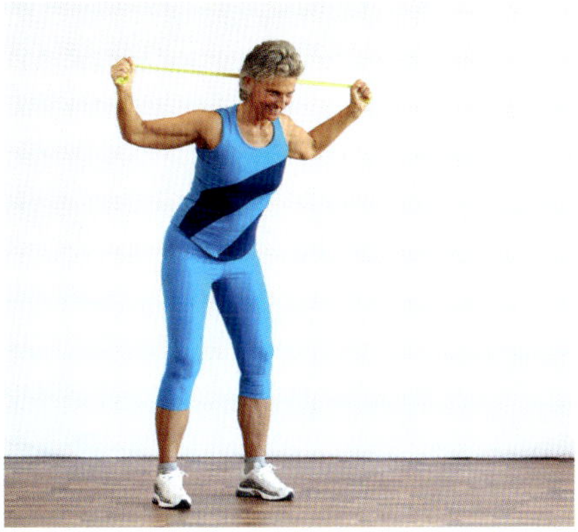

VARIANTE 1 Führen Sie beide Arme vor dem Körper bis auf Brustkorbhöhe nach unten.

VARIANTE 2 Führen Sie beide Arme hinter dem Körper bis auf Höhe des Schultergürtels nach unten.

Entscheiden Sie sich für eine Variante oder wechseln Sie zwischen beiden Varianten ab.

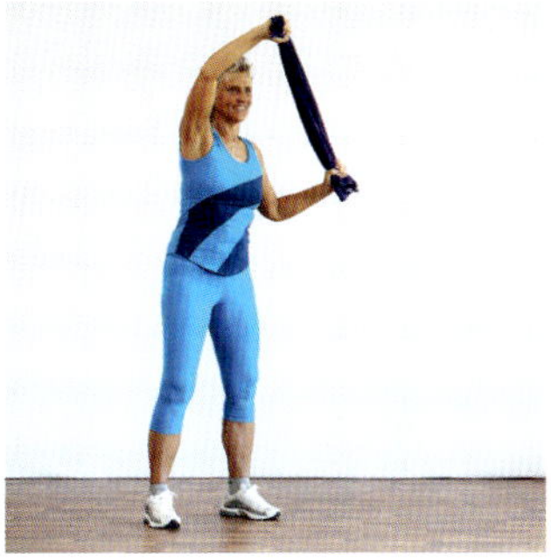

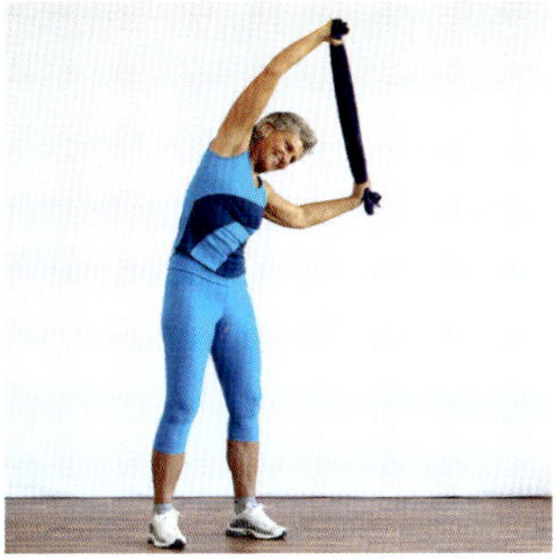

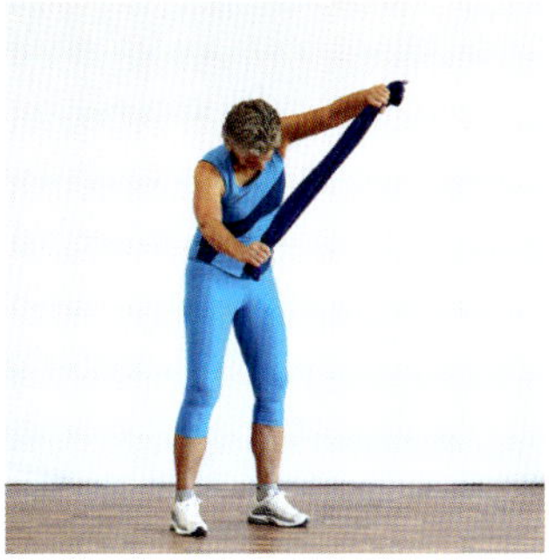

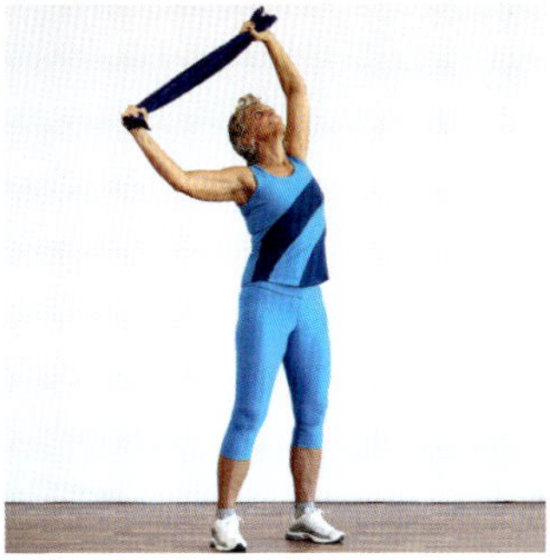

Die Schultergelenke sind von Natur aus sehr beweglich. Um sie geschmeidig zu halten, können Sie morgens im Bad mit einer kleinen Übung beginnen: Raffen Sie Ihr Handtuch so zusammen, dass Sie es gut halten können, und lassen Sie es um den Kopf herum kreisen. Je geübter Sie sind, umso enger können Sie das Handtuch greifen. Wechseln Sie die Drehrichtung immer mal wieder. Wenn Sie möchten, darf der ganze Oberkörper mitmachen und sich geschmeidiger turnen.

Rumpf-Rotation – für mehr Beweglichkeit

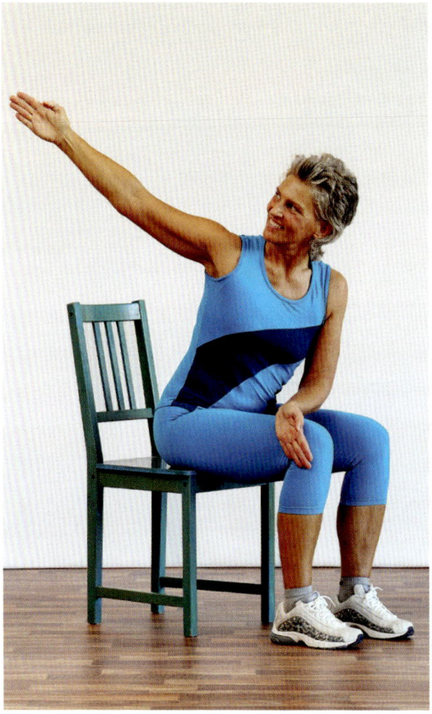

Sitzen Sie im vorderen Drittel des Stuhls und lehnen Sie Ihren Oberkörper leicht nach vorn. Bringen Sie die linke Hand mit dem Handrücken an die Außenseite des rechten Knies. Aktivieren Sie Ihre Bauchmuskulatur, indem Sie den Bauchnabel nach innen-oben ziehen. Mit der Ausatmung führen Sie den rechten Arm nach hinten-oben, Ihr Rumpf und Ihr Blick folgen dem rechten Arm in die Rotation. In der Endposition drücken Sie die linke Hand und das rechte Knie gegeneinander. Kommen Sie mit der Einatmung zurück in die Startposition.

LEICHTES LEVEL Führen Sie die Übung links und rechts im Wechsel aus.

MITTLERES LEVEL Wiederholen Sie die Übung zu einer Seite, bis Sie eine Ermüdung in der Rumpfmuskulatur spüren.

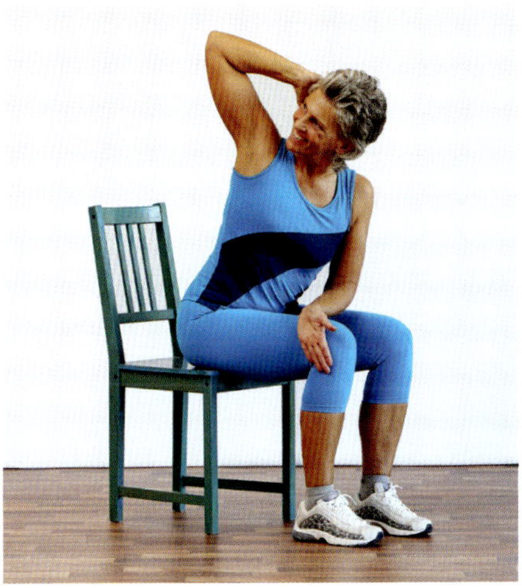

SCHWERES LEVEL Führen Sie die Übung wie oben beschrieben aus, aber mit der rechten Hand hinter dem Kopf. Ihr Brustbein zeigt in der Rumpf-Rotation zur Seite, Ihr rechter Ellbogen zieht Sie weit in die Drehung. Diese Übung benötigt mehr Rumpfspannung.

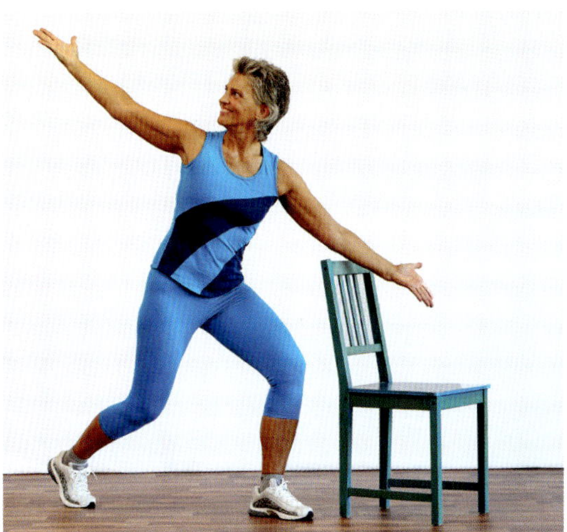

Diese Übung können Sie auch in einem großen Ausfallschritt im Stehen ausüben. Damit trainieren Sie zusätzlich Ihr Gleichgewicht.

Standhafter Baum – für eine bessere Rumpfstabilität

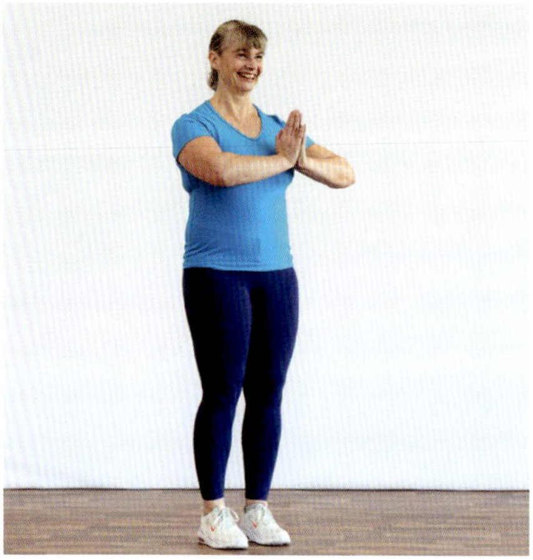

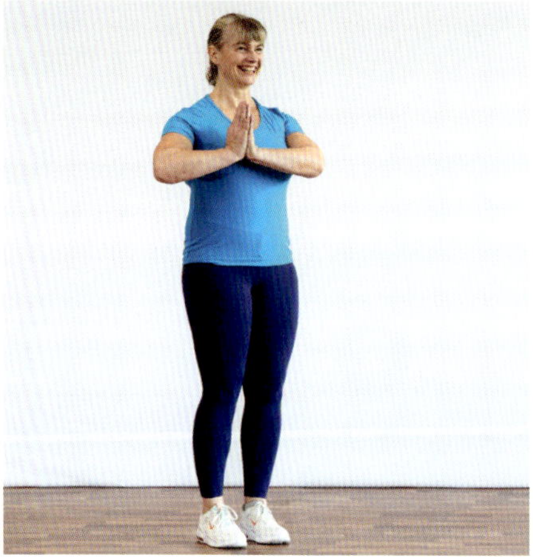

LEICHTES LEVEL Stellen Sie sich schulterbreit hin und aktivieren Sie Ihre Bauchmuskeln. Halten Sie die Hände auf Höhe des Brustbeins, die Handinnenflächen berühren sich und die Ellbogen zeigen seitlich nach außen. Führen Sie in dieser Position schnelle, kurze Schiebebewegungen mit den Händen nach rechts und links aus. Wählen Sie die Intensität so stark, dass Sie spüren, wie Sie tief im Rumpf, an der Wirbelsäule, die entstehenden Rotationsbewegungen fast ganz abbremsen können. Weniger Krafteinsatz, dafür schnellere Bewegungen stehen hier auf dem Programm! Halten Sie während der Übung das Becken durch den Einsatz der Bauchmuskulatur stabil. Ihre Übungszeit ist kurz: 20 Sekunden Übungszeit und 40 Sekunden Pause, maximal 5 Sätze pro Seite.

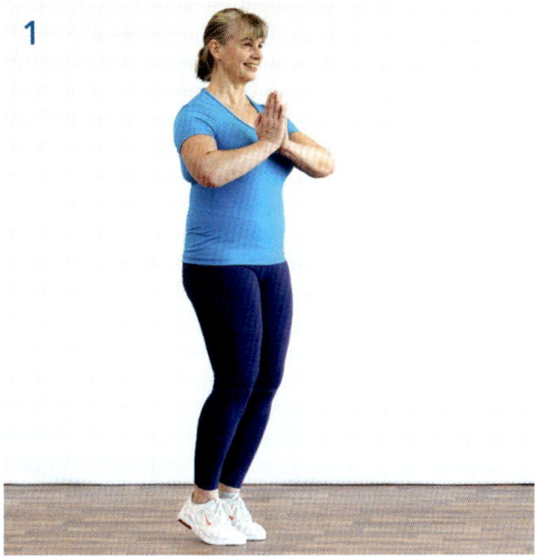

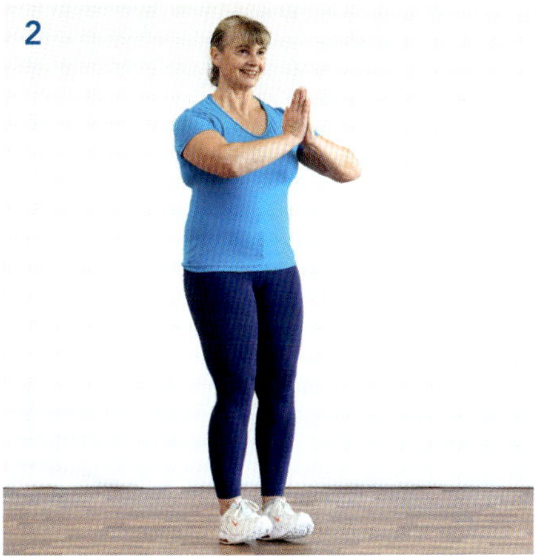

MITTLERES LEVEL Stellen Sie sich für die Übungen entweder **1** auf die Fußspitzen oder **2** auf die Fersen. Behalten Sie die Knie in leichter Beugung und den Oberkörper aufrecht.

SCHWERES LEVEL Stehen Sie während der Übung auf einem Bein. Trainieren Sie auf jedem Bein!

Unterstützen Sie Ihre Stabilität und Ihr Gleichgewicht, indem Sie mit Ihren Augen einen Punkt fixieren, der zwei/drei Meter von Ihnen entfernt ist.

Wirbelsäulenkatze – für mehr Balance in Bauch- und Rückenkraft

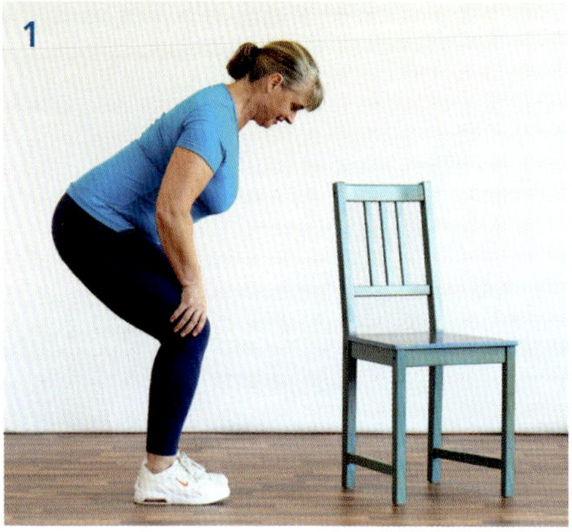

1 Stützen Sie sich oberhalb der Knie auf den Oberschenkeln ab. Ziehen Sie den Bauchnabel sanft in Richtung Wirbelsäule, während Ihre Rückenmuskeln die Rumpfrückseite aktiv in die Länge ziehen. Heben Sie dabei Ihr Brustbein stolz an. Währenddessen atmen Sie bewusst ein.

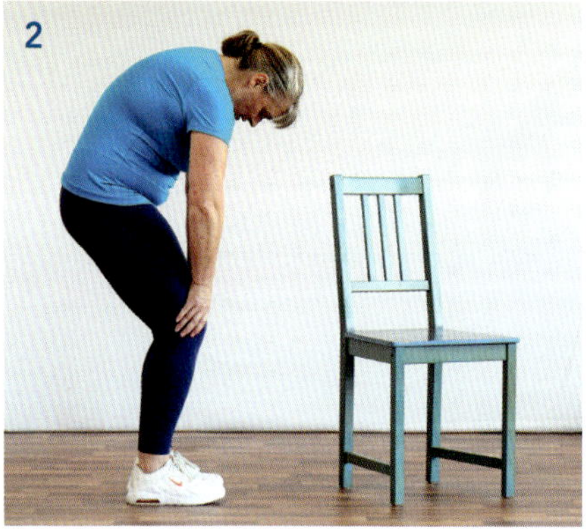

2 Beim Ausatmen runden Sie die Wirbelsäule wie eine Katze, die einen Buckel macht: Mit der Bauchmuskulatur bewegen Sie das Becken nach vorn, sodass Sie das Schambein in Richtung Brustbein bewegen und zugleich das Steißbein in Richtung Boden. Neigen Sie dabei das Kinn in Richtung Brustbein. Die Wirbelsäule bildet einen schön geschwungenen Bogen.

Durch häufiges und langes Sitzen kommt es vermehrt zu Schmerzen im unteren Rücken. Hier lohnt es sich, die Übung mit Augenmerk auf die Mobilisation dieses Bereichs durchzuführen. Rollen Sie ganz bewusst Ihr Steißbein nach vorn ein und runden Sie Ihre Lendenwirbelsäule sanft, bringen Sie dann das Steißbein wieder in die Ausgangsposition. Wiederholen Sie die Mobilisation in diesem Abschnitt der Wirbelsäule mehrmals, bevor Sie die Übung auf die gesamte Länge des Rückens übertragen.

Wirbelsäulen-Twist – für eine bessere Drehkraft

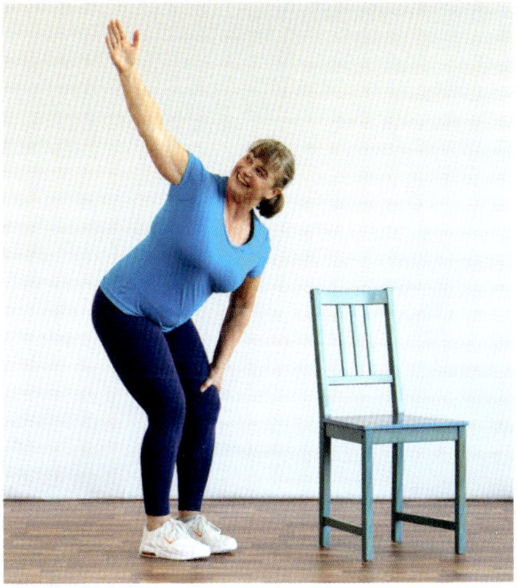

Stützen Sie sich mit leicht nach vorn geneigtem Oberkörper auf den leicht gebeugten Knien ab. Bauen Sie eine gute Längsspannung in der Wirbelsäule auf. Führen Sie den rechten Arm zur Seite und drehen Sie den Rumpf dabei leicht zur Seite auf. Halten Sie das Becken stabil. Sehen Sie der Hand in der Bewegung nach. Kehren Sie wieder in die Ausgangsposition zurück. Wiederholen Sie die Übung mehrmals zur gleichen Seite, bevor Sie zur anderen wechseln.

LEICHTES LEVEL Stehen Sie aufrecht. Winkeln Sie die Arme vor dem Brustkorb an und legen Sie die Hände an die Schultern. Drehen Sie den Rücken zur rechten Seite auf und spüren Sie der Muskelspannung rund um die Wirbelsäule nach, bevor Sie in die Ausgangsposition zurückkehren. Halten Sie das Becken stabil nach vorn ausgerichtet.

MITTLERES LEVEL Führen Sie die Übung wie oben beschrieben aus.

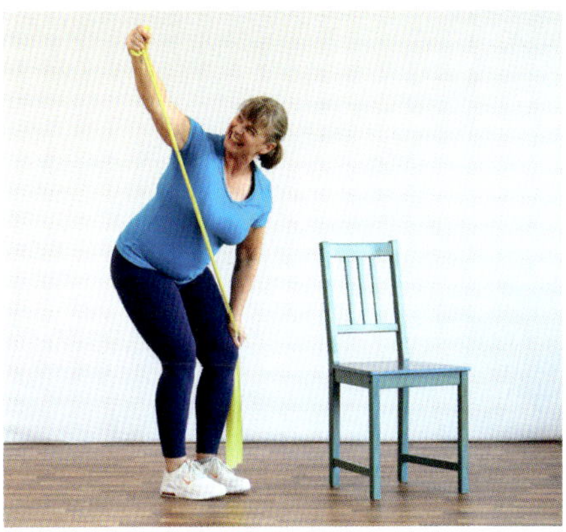

SCHWERES LEVEL Fixieren Sie ein Gummiband zwischen den aufgestützten Händen und ziehen Sie dieses fließend und kräftig auseinander, wenn Sie den Arm nach hinten oben ziehen und den Rumpf dabei zur Seite drehen.

Die Übung kann auch sitzend ausgeführt werden, sitzen Sie dabei im vorderen Drittel des Stuhls.

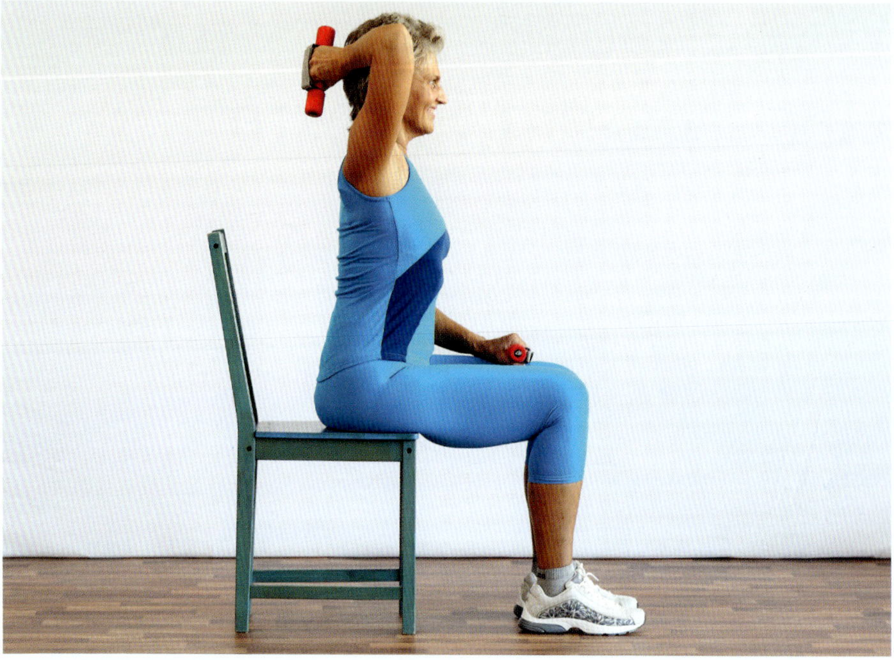

Übungen für Schultern, Arme und Hände

Finger-Hakler – für starke Hände und Schultern

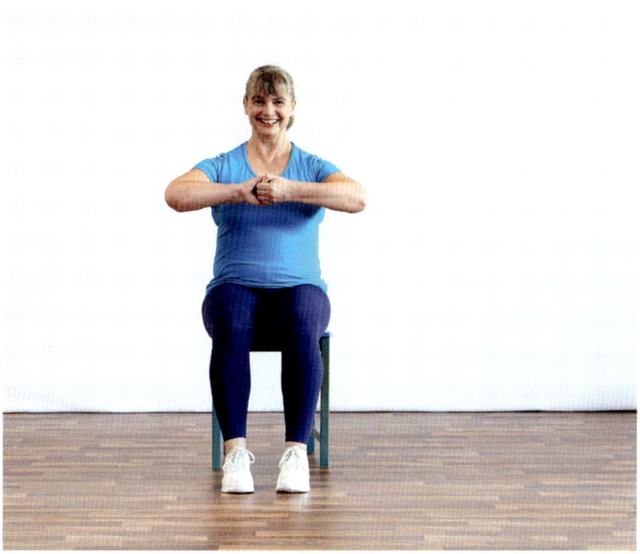

Stellen Sie sich aufrecht und schulterbreit hin oder setzen Sie sich aufrecht auf einen Stuhl. Haken Sie Ihre Hände ineinander. Dabei zeigt der rechte Handrücken zum Körper und der linke nach vorn. Ziehen Sie jetzt für 4 bis 5 Atemzüge die Hände kraftvoll auseinander. Halten Sie Ihre Schultern tief, die Schulterblätter ziehen in Richtung Hosenbund, der Kopf strebt in Richtung Decke. Anschließend wechseln Sie die Handstellung. Wiederholen Sie diese Übung mehrmals, bis Sie eine Ermüdung wahrnehmen.

Variieren Sie die Zugspannung, ziehen Sie die Hände beim Ausatmen kräftig nach außen, geben Sie beim Einatmen in der Spannung etwas nach.

Armbeuger – für mehr Trage-Kraft

1

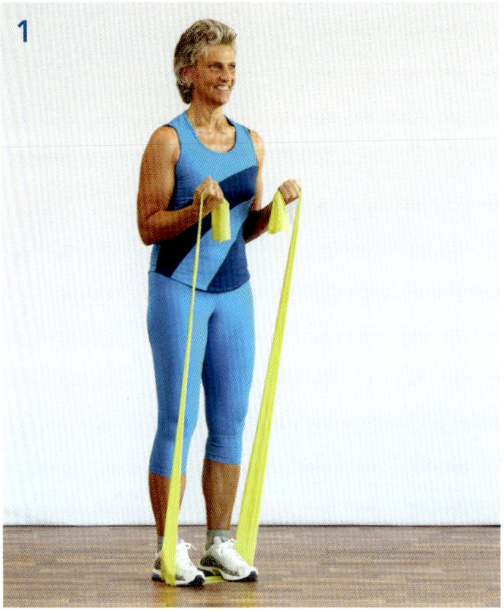

2

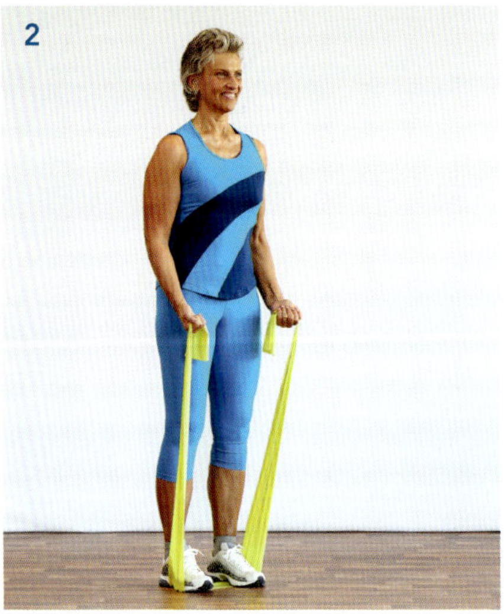

LEICHTES LEVEL 1 Stellen Sie Ihre Füße auf die Mitte des Gummibands und fassen Sie das Band so kurz, dass es bei leicht gebeugten Ellbogen etwas gespannt ist. Richten Sie sich nun im aufrechten Stand ein, indem Sie den Drei-Punkte-Stand der Füße einnehmen (Mitte Ferse, Großzehenballen und Kleinzehenballen bewusst auf den Boden setzen) und das Brustbein nach vorn-oben anheben, sodass die Schultern nach hinten-unten gleiten, als würden Sie diese in die Hosentasche stecken. Die Oberarme halten stets Kontakt zum Rumpf, während Sie die Unterarme in Richtung Schultern anwinkeln und **2** wieder hinunterführen. Atmen Sie aus, wenn Sie die Arme gegen den Bandwiderstand bis auf Schulterhöhe anwinkeln, und ein, wenn Sie die Arme nach unten führen.

MITTLERES UND SCHWERES LEVEL Erhöhen Sie die Vorspannung des Gummibands, indem Sie es kürzer greifen, oder wählen Sie ein stärkeres Band.

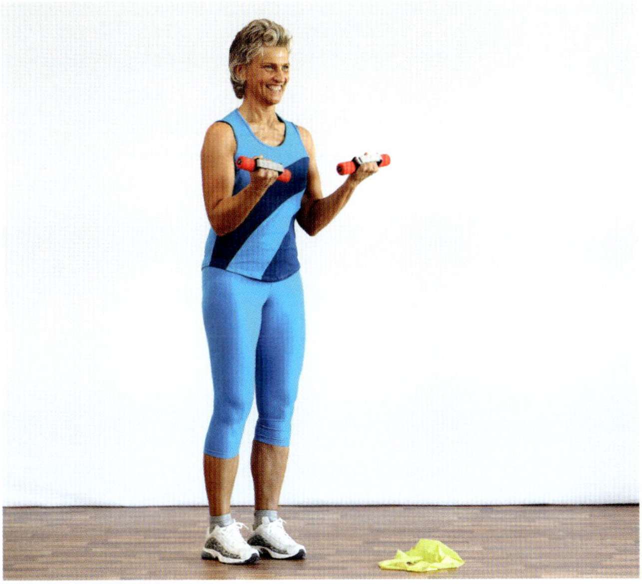

Sie können diese Übung ebenso mit Hanteln oder verschlossenen Wasserflaschen im Stand oder sitzend durchführen. Um die Arbeitsspannung im Muskel aufrechtzuhalten, sollten die Hanteln allerdings maximal bis etwas unter Schulterhöhe gehoben werden. Die Hände der angewinkelten Arme befinden sich am Endpunkt der Bewegung nach oben mit ca. 15 cm Abstand vor den Schultern.

Armkreise – für flexiblere und stärkere Schultern

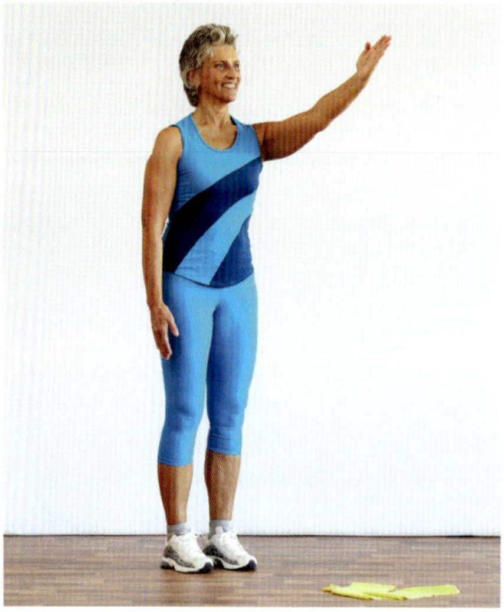

LEICHTES LEVEL Stellen Sie sich schulterbreit mit leicht gebeugten Knien hin. Ihre Bauchmuskeln sind aktiv, die Füße befinden sich im Drei-Punkte-Stand (siehe S. 43). Strecken Sie den linken Arm und die linke Hand aktiv in die Länge und beginnen Sie, den Arm langsam von vorn nach hinten zu kreisen. Ihre Schultern und Ihr Becken bleiben fest nach vorn ausgerichtet. Anschließend kreisen Sie den Arm von hinten nach vorn. Nach einigen Umrundungen in jede Richtung wechseln Sie zum rechten Arm.

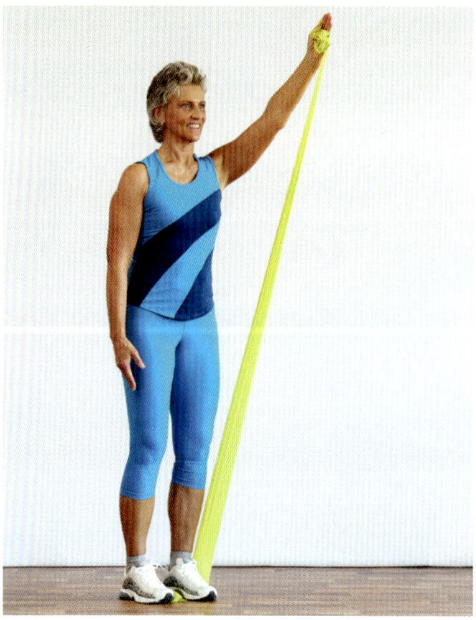

MITTLERES LEVEL 1 Stellen Sie sich mit dem linken Fuß auf ein Gummiband, halten Sie das andere Ende mit der linken Hand fest. Bringen Sie das Band zwischen dem Fuß und der Hand unter leichte Spannung. Führen Sie nun die Armkreise aus.

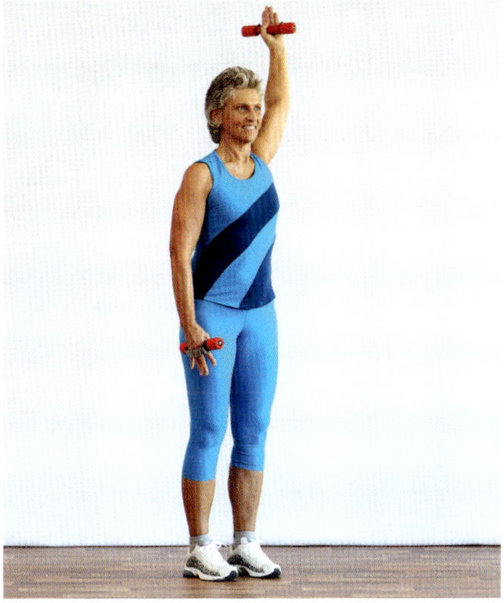

MITTLERES LEVEL 2 Führen Sie die Armkreise auf jeder Seite kontrolliert mit Muskelspannung und unter Einbezug von Hanteln aus.

Der Gesunderhaltung der Gelenkstrukturen, u. a. der Knorpelflächen, dienen Übungen, bei denen mit muskelgeführten Bewegungen (ohne Schwung) der größtmögliche Bewegungsradius ausgeschöpft wird. So können die Knorpelstrukturen durchsaftet und alle gelenkbewegenden Muskeln aktiv gekräftigt werden.

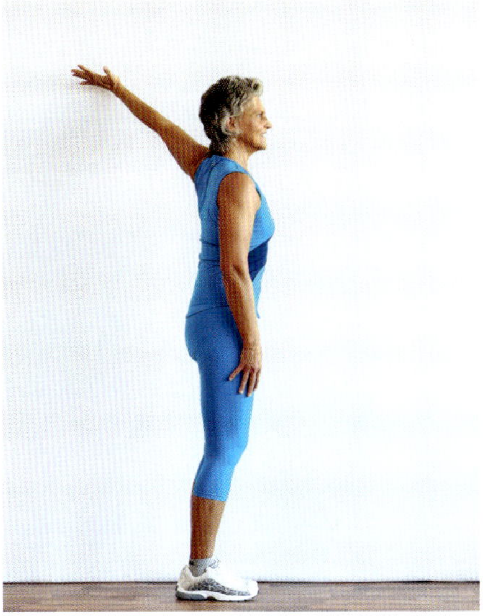

POWER-VARIANTE Stellen Sie sich im angemessenen Abstand seitlich neben eine Wand. Führen Sie die Armkreise an der Wandseite aus. Nach jedem Richtungswechsel gehen Sie etwas dichter an die Wand. Versuchen Sie, die Armkreise ohne Ausweichbewegung des Körpers auszuführen und ohne die Wand zu berühren.

Armstrecker – für ein besseres Kräfteverhältnis

1

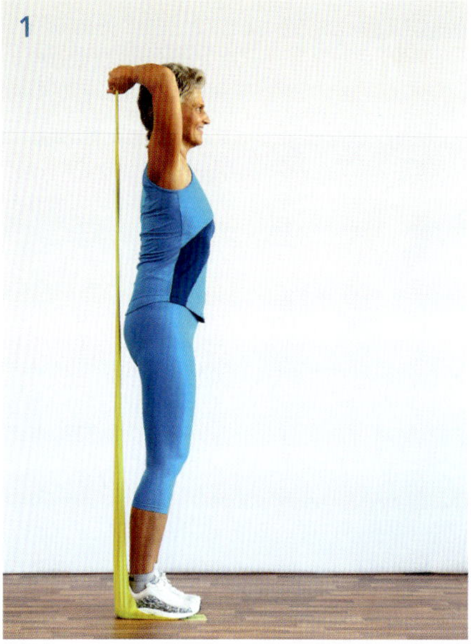

2

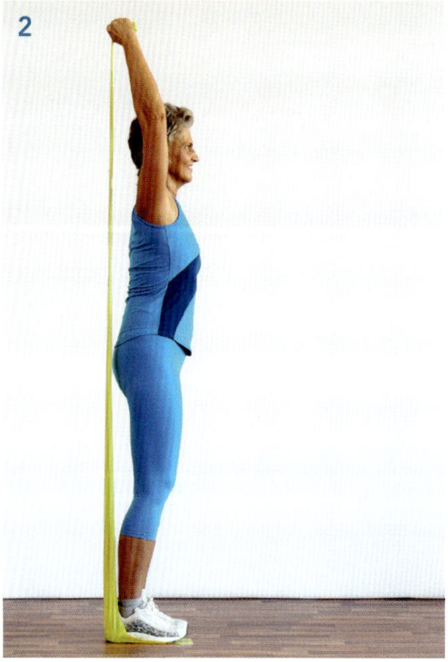

LEICHTES LEVEL Sie stehen hüftgelenksschmal und fixieren das eine Ende des Gummibands unter dem rechten Fuß. Ihr Oberkörper ist aufrecht und gerade ausgerichtet. Das andere Ende des Gummibands halten Sie mit der rechten Hand fest. Heben Sie den rechten Arm über vorn nach oben, sodass der Arm in Richtung Decke zeigt. Das Gummiband befindet sich nun hinter Ihrem Oberkörper. **1** Senken Sie die rechte Hand geführt hinter Ihrem Kopf oder in Richtung Kopf ab und fassen Sie das Band etwas nach, damit es zwischen Fuß und Hand vorgespannt ist.

2 Strecken Sie den rechten Arm gegen den Bandwiderstand fast ganz in Richtung Decke aus. Im hinteren Oberarm wird Muskelspannung fühlbar. Diese wird weniger, wenn Sie den rechten Arm anwinkeln. Bei dieser Bewegung strecken Sie im Wechsel Ihren rechten Ellbogen fast ganz aus und bringen ihn zurück in die stärkere Beugung. Anschließend Seitenwechsel.

MITTLERES UND SCHWERES LEVEL Erhöhen Sie die Vorspannung des Gummibands, indem Sie es kürzer greifen, oder wählen Sie ein stärkeres Band.

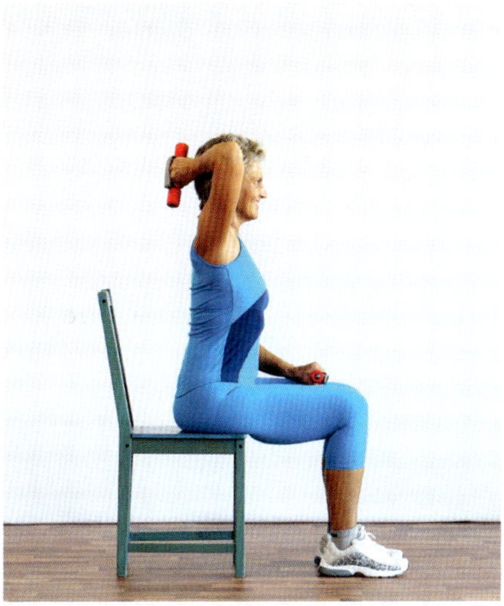

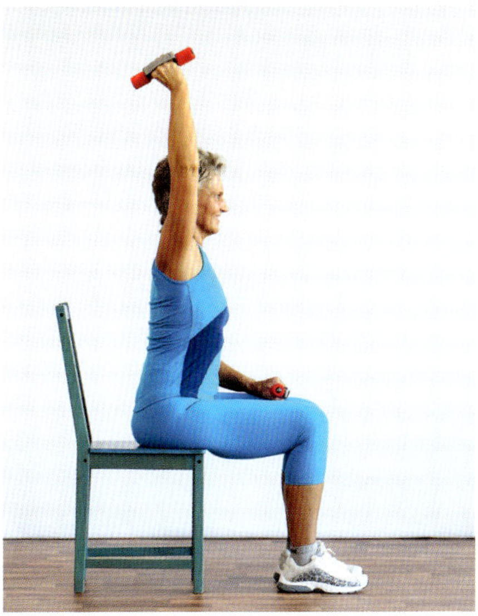

Sie können diese Übung ebenso mit Hanteln oder verschlossenen Wasserflaschen im Sitzen sowie im Stand durchführen. Achten Sie bei beiden Varianten darauf, die Schultern weit weg von den Ohren zu halten. Mobilisieren Sie gegebenenfalls Ihre Schultern vor dieser Übung mit dem Tipp bei der Übung Rückenzug, S. 75.

Fliegender Adler – zur Steigerung der Schulter- und Rückenkraft

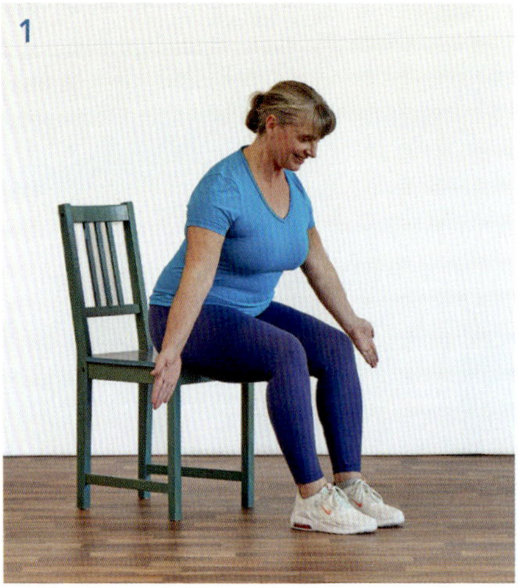

1 Sitzen Sie aufrecht im vorderen Drittel des Stuhls und neigen Sie den Oberkörper nach vorn. Ziehen Sie dabei vom Scheitel bis zum Steiß Ihre Wirbelsäule wie ein Gummiband in die Länge. Aktivieren Sie Ihre Bauchmuskulatur, indem Sie den Bauchnabel nach innen-oben ziehen. Stellen Sie sich vor, ein Korsett um Ihre Taille würde immer enger werden. Öffnen Sie die Arme in eine V-Position, dabei zeigen die Daumen zur Seite.

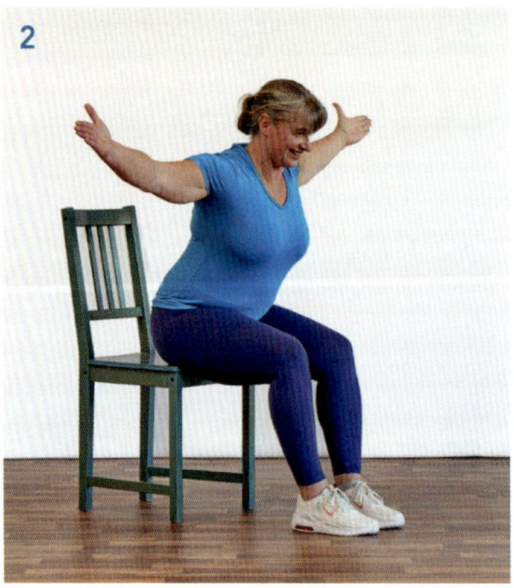

2 Heben Sie mit dem Ausatmen Ihre Arme nach hinten-oben wie die Schwingen eines Adlers und ziehen Sie die Schulterblätter zusammen. Die Daumen zeigen in Richtung Decke. Senken Sie die Arme wieder in die V-Position.

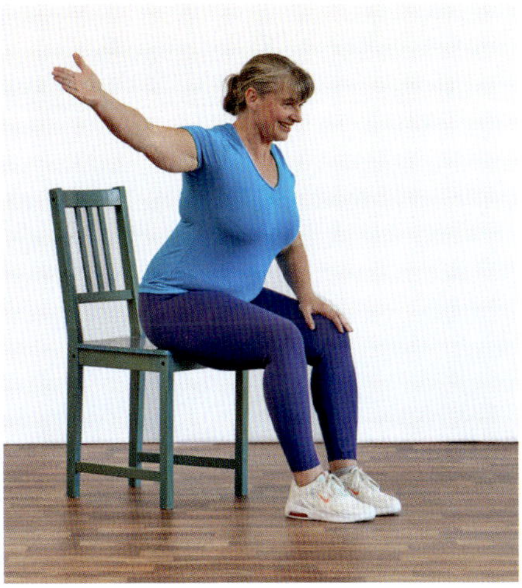

LEICHTES LEVEL Heben Sie Ihre Arme im Wechsel zur Seite. Dabei können Sie eine Hand immer auf dem Oberschenkel abstützen.

MITTLERES LEVEL Wie auf der linken Seite beschrieben.

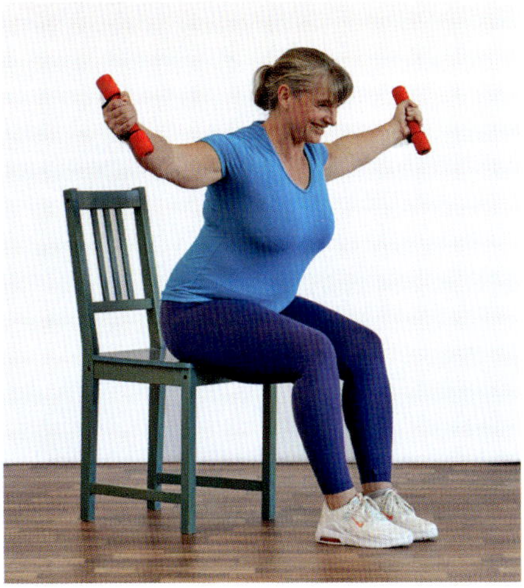

SCHWERES LEVEL Verwenden Sie zusätzlich Hanteln.

Sie können die Übung auch im Stehen ausführen.

Kissenkneten und Fingerspreizen – für eine bessere Griffkraft

1

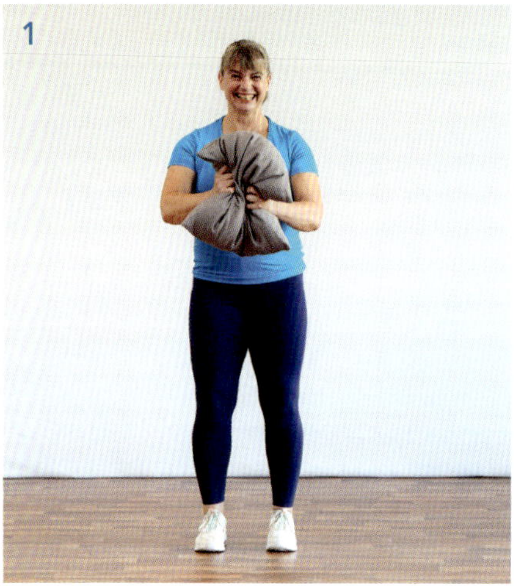

1 Stehen Sie im schulterbreiten Stand, die Knie sind leicht gebeugt, und halten Sie ein Kissen vor Ihren Körper. Verlängern Sie die Wirbelsäule und spannen Sie die Bauchmuskeln sanft an. Kneten Sie nun kräftig das Kissen mit beiden Händen. Greifen Sie immer mal wieder anders zu und lassen Sie den Atem fließen.

Fällt es Ihnen schwer, eine Flasche zu öffnen oder andere Gegenstände über eine längere Zeitspanne zu greifen, z. B. eine Einkaufstasche? Dann sind Fingerübungen genau das Richtige für Sie. Für den Erhalt der Griffkraft und Fingerbeweglichkeit ergänzen Sie im Alltag kleine Mobilisationsbewegungen für das Handgelenk. Hier ein paar Beispiele:

- Kreisen Sie mit lockeren Fäusten die Hände, als ob Sie Sahne schlagen würden.
- Schütteln Sie die Hände aus, als ob Sie Wasser abschütteln würden.
- Strecken Sie die Arme aus und bewegen Sie die Hände so, dass Ihre Fingerspitzen im Wechsel zur Decke und zum Boden zeigen. Vielleicht nehmen Sie dabei eine Muskelspannung an den Unterarmen wahr.

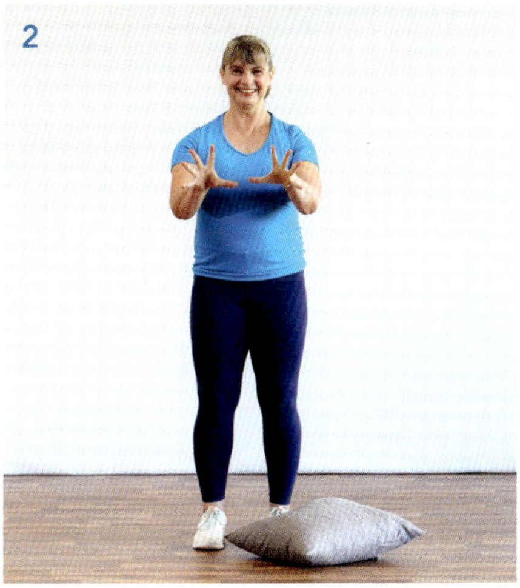

Wenn Sie eine Ermüdung der Griffkraft spüren, legen Sie das Kissen zur Seite. **2** Nun öffnen Sie Ihre Hände, indem Sie die Finger so weit wie möglich spreizen.

Je fester bzw. dicker die Kissenfüllung, umso anstrengender ist die Knetübung.

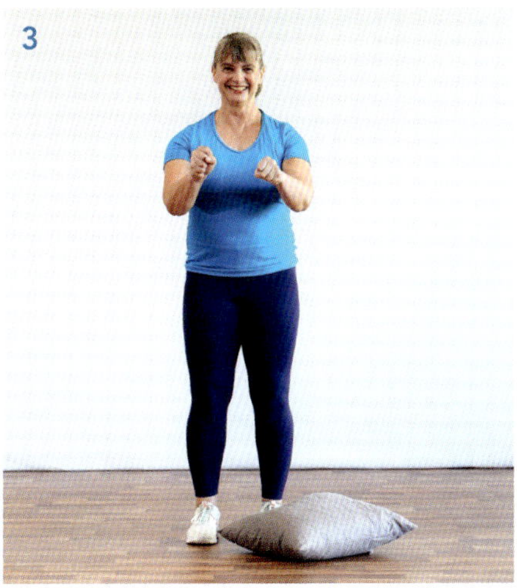

3 Machen Sie danach wieder eine lockere Faust. Öffnen und schließen Sie Ihre Hände wie ein „Blinklicht" für mindestens 5 Atemzüge. Sie können jede Sequenz mehrmals wiederholen.

Schulterblattzieher – für eine bessere Aufrichtung

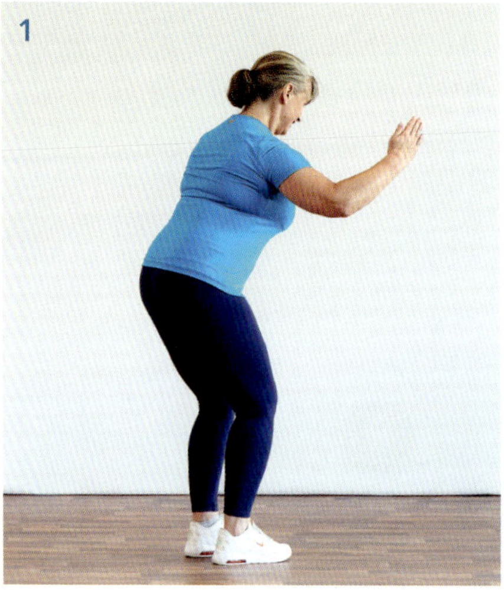

1 Stellen Sie sich schulterbreit mit leicht gebeugten Knien hin und spannen Sie aktiv die Bauchmuskeln nach innen-oben an. Neigen Sie den Oberkörper etwas nach vorn, während sich das Gesäß leicht nach hinten-unten schiebt, als ob Sie sich auf einen imaginären Barhocker setzen würden. Heben Sie die Arme in eine U-Haltung, dabei befinden sich die Oberarme leicht unter Schulterhöhe.

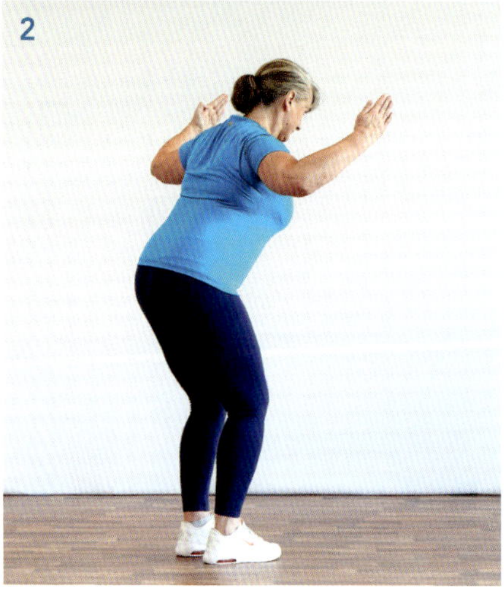

2 Ziehen Sie die Schulterblätter in Richtung Wirbelsäule zusammen. Stellen Sie sich vor, Ihre Schulterblätter seien „Schiebetüren", die sich in Richtung Wirbelsäule schließen. Führen Sie die Arme wieder etwas nach vorn, sodass die „Schiebetüren" sich etwas öffnen. Wiederholen Sie diese Übung, bis Sie eine Ermüdung in der Muskulatur zwischen den Schulterblättern spüren.

LEICHTES LEVEL Der Oberkörper ist leicht nach vorn geneigt wie links beschrieben. Die Arme befinden sich seitlich, lang ausgestreckt neben dem Körper, dabei sind die Arme leicht außenrotiert – die Handflächen zeigen nach vorn, der Daumen nach außen. Während Sie die Arme neben dem Körper halten, ziehen Sie die Schulterblätter in Richtung Wirbelsäule zusammen.

MITTLERES LEVEL Wie auf der linken Seite beschrieben.

SCHWERES LEVEL Die Arme in der vorgeneigten Position seitlich etwa auf Schulterhöhe lang ausstrecken, dabei zeigt der Daumen nach oben in Richtung Decke. Ziehen Sie die Schulterblätter in Richtung Wirbelsäule.

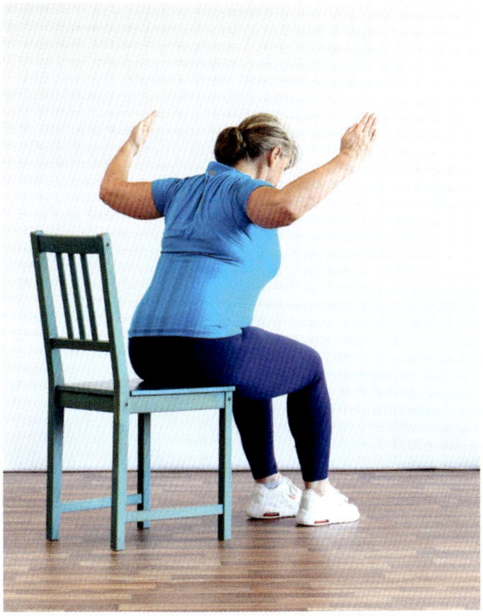

Wenn es Ihnen schwerfällt, den Oberkörper mit Längsspannung nach vorn zu neigen, dann beginnen Sie die Übung anfangs im aufrechten Stand oder probieren Sie die Übung auf einem Stuhl sitzend.

Seitheben – für stärkere Schultern

1

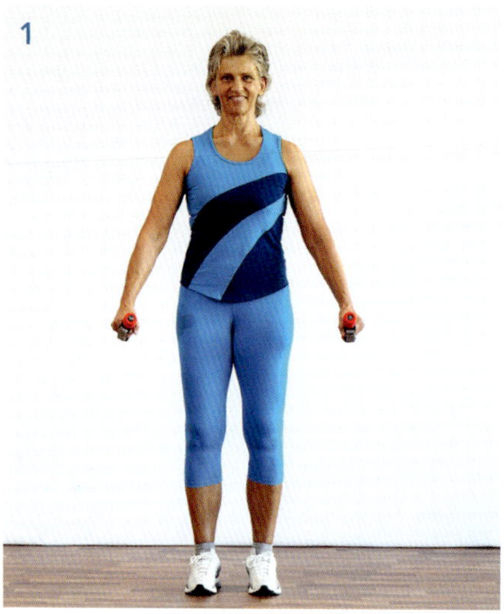

LEICHTES LEVEL 1 Stellen Sie sich hüftgelenksbreit mit leicht gebeugten Knien hin und bauen Sie Ihre Rumpfspannung auf. In jeder Hand halten Sie eine Hantel. Die Handinnenflächen zeigen in Richtung Körper. Heben Sie die Arme etwas vom Körper weg nach außen, als wären Sie eine Stehlampe mit Lampenschirm.

2

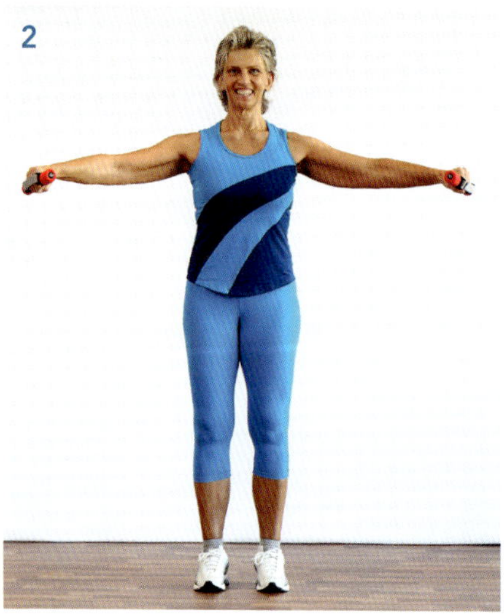

2 Mit dem nächsten Ausatmen heben Sie Ihre Arme bis unter Schulterhöhe an. Bleiben Sie dabei aufrecht stehen, als würde Sie ein goldener Faden nach oben zur Decke ziehen. Das Absenken der Arme erfolgt langsam, bis die Ausgangsposition erreicht ist.

Wenn Sie bei der Übung lieber sitzen, ist dies gut möglich! Achten Sie darauf, Ihre Wirbelsäule im Sitzen in der geschwungenen Länge auszurichten und das Brustbein nach vorn-oben zu heben. Bauen Sie zur Rumpfstabilisation die Bauchdeckenspannung nach innen-oben auf.

MITTLERES UND SCHWERES LEVEL Zur stärkeren Beanspruchung wählen Sie schwerere Hanteln, die Sie angenehm in den Händen halten können. Sollten Sie keine Hanteln zur Verfügung haben, können Sie gefüllte und gut verschlossene Flaschen zu Trainingsgeräten umfunktionieren.

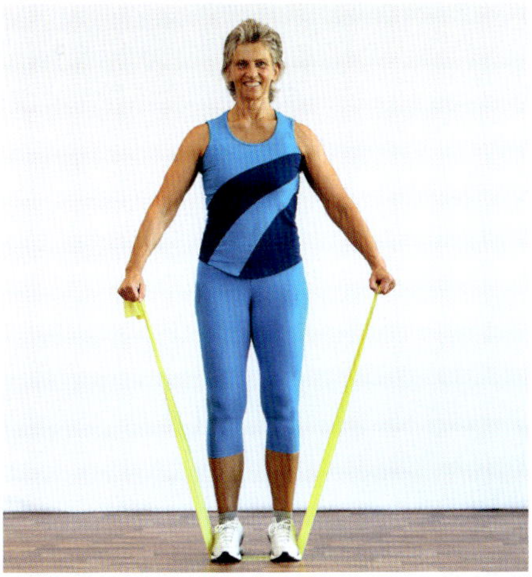

Das Seitheben für die Schultern können Sie ebenso unter Einbezug eines Gummibands durchführen: Stellen Sie sich mittig auf das Band und bringen Sie die Arme wie mit den Hanteln in die Ausgangsposition. Die Durchblutung Ihrer Hände sollte jederzeit gewährleistet sein (siehe Brustdrücker, S. 64).

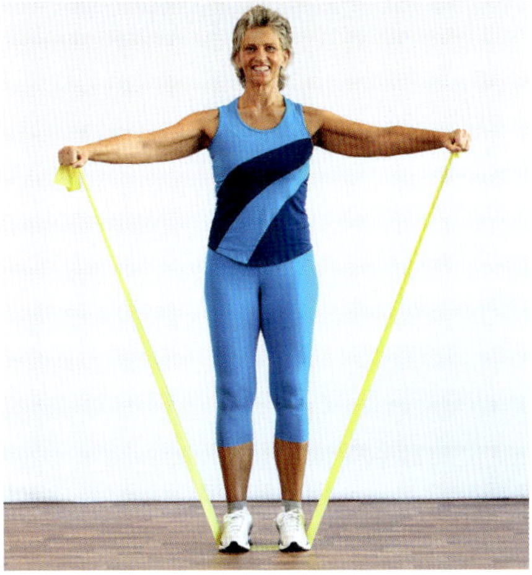

Stützwechsel – zur Stärkung der Arm- und Brustmuskulatur

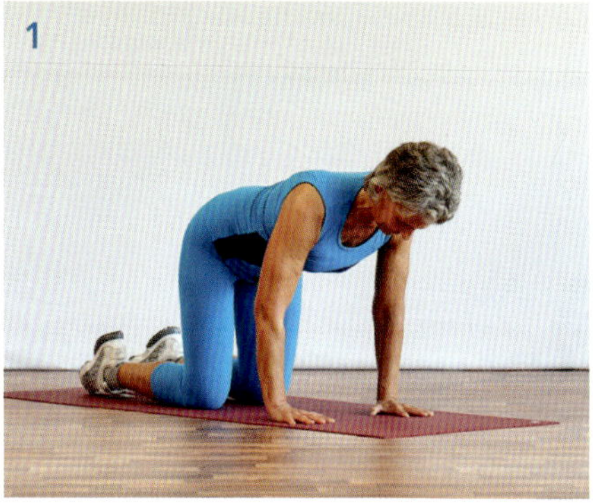

LEICHTES LEVEL 1 Gehen Sie auf der Matte in den Vierfüßlerstand: Die Hände sind aktiv unter den Schultergelenken aufgestellt, die Knie unter den Hüftgelenken platziert. Die Ellbogen sind in der Ausgangs- und Endposition leicht angewinkelt.

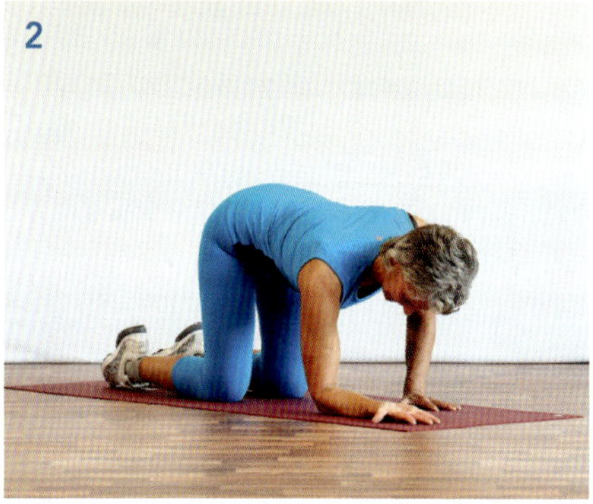

2 Legen Sie den rechten Unterarm auf der Matte ab.

Halten Sie während des Auf- und Abgehens den Oberkörper so ruhig wie möglich.

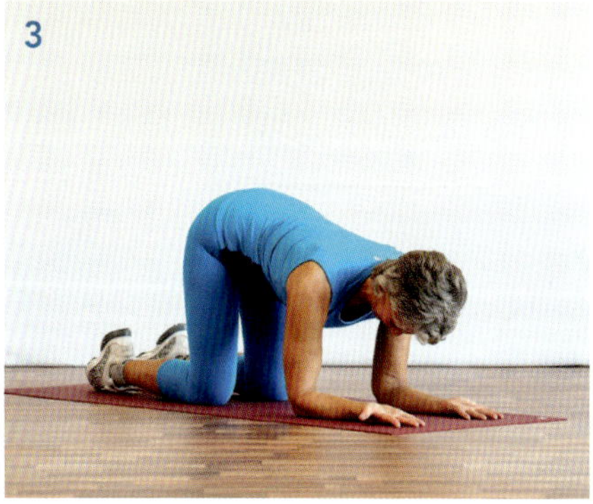

3 Danach den linken Unterarm. Stützen Sie sich anschließend mit der rechten Hand nach oben ab und zum Abschluss mit der linken Hand, um zurück in den Vierfüßlerstand zu gelangen. Die Hände bzw. die Ellbogen befinden sich beim Stützen immer unterhalb der Schultern.

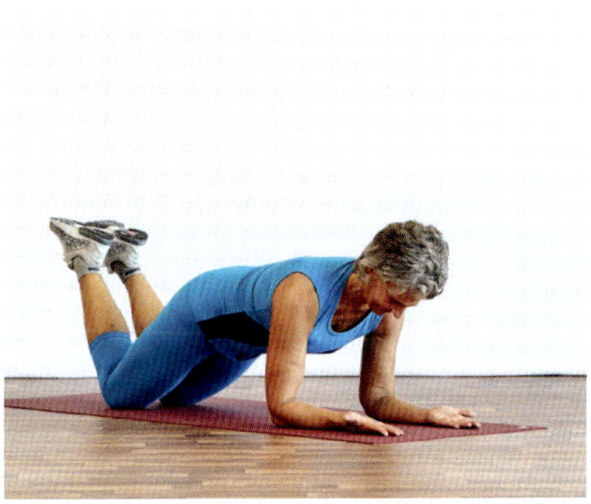

MITTLERES LEVEL Starten Sie mit einem größeren Abstand der Hände zu den Knien, vielleicht sogar in der diagonalen Position, wie bei der Liegestütze mit angewinkelten Beinen (siehe S. 70, mittleres Level).

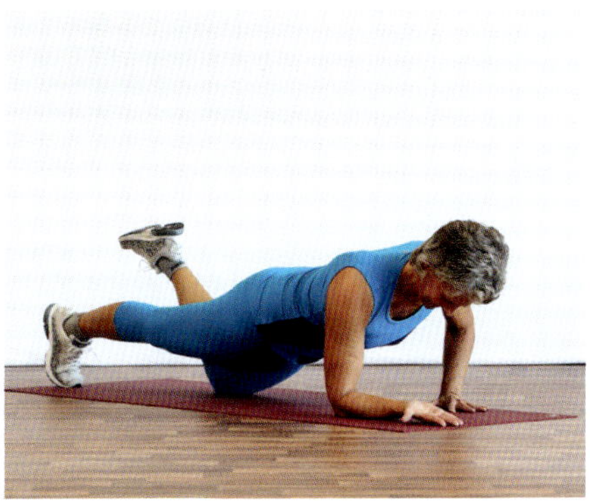

SCHWERES LEVEL Führen Sie das Auf und Ab in der Position der Planke aus. Achten Sie hier verstärkt auf die Bauchdeckenspannung, um den Rücken vor dem Durchhängen wie bei einer Hängematte zu bewahren.

Trainieren Sie ausgewogen jede Seite! Beginnen Sie das Nach-unten-Gehen genauso häufig mit dem rechten Arm wie mit dem linken, damit jeder Arm die gleiche Belastung erhält. Dies können Sie entweder immer im Wechsel machen oder nach einer gewissen Wiederholungszahl, z. B. 5-mal rechts, 5-mal links.

Wand-Wandern – für eine bessere Stützkraft im Alltag

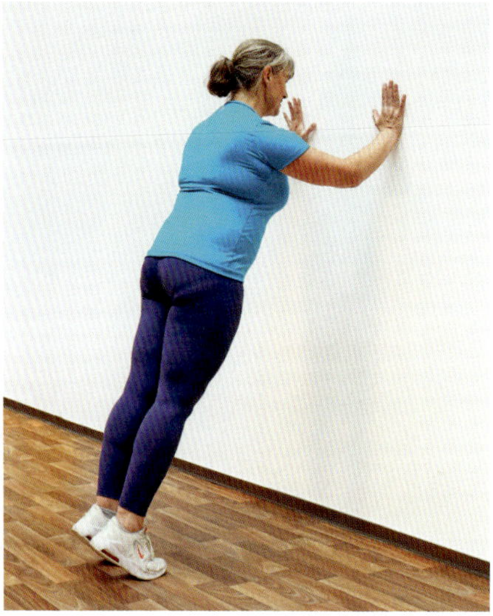

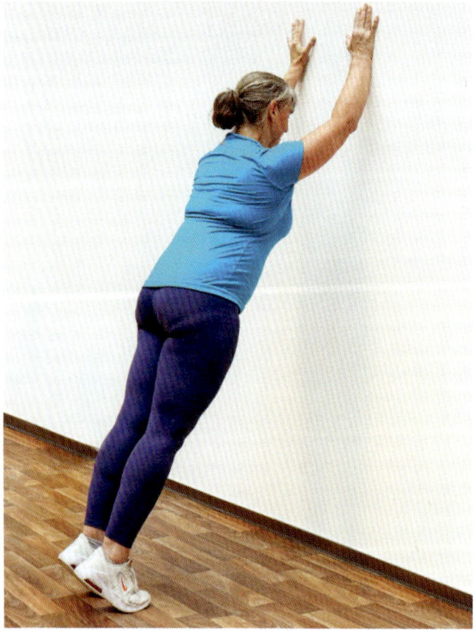

Stellen Sie sich aufrecht im hüftschmalen Stand vor die Wand. Legen Sie Ihre Hände schulterbreit mit leicht gebeugten Armen auf Schulterhöhe an die Wand. Dabei lehnen Sie den Körper von den Zehenballen bis zum Kopf wie ein Brett nach vorn. Achten Sie auf eine gute Rumpfspannung, indem Sie den Bauchnabel nach innen-oben ziehen und die Gesäßmuskeln anspannen. Wandern Sie jetzt mit den Händen an der Wand aufwärts und wieder abwärts. Wiederholen Sie das „Wand-Wandern", bis Sie eine Ermüdung im Rumpf oder in den Armen spüren.

LEICHTES LEVEL Stellen Sie sich eine Armlänge von der Wand entfernt hin.

MITTLERES LEVEL Vergrößern Sie den Abstand zur Wand.

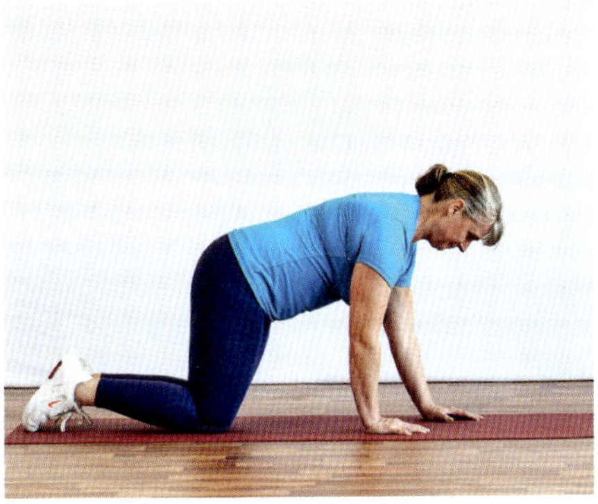

SCHWERES LEVEL Wandern Sie im Vierfüßlerstand mit den Händen am Boden.

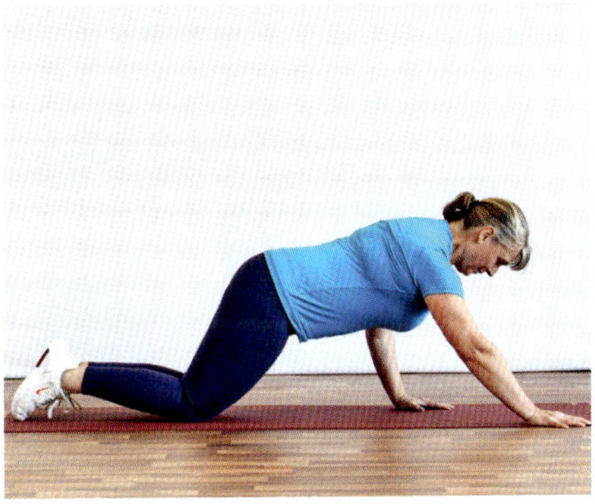

Variieren Sie das Wandern mit den Händen, z. B. von Seite zu Seite, diagonal oder kreisförmig, denn auch im Alltag benötigen Sie gegebenenfalls eine variantenreiche Stützfähigkeit. Stützende Übungen sind eine hervorragende Osteoporose-Prävention und ein wichtiges Element des Sturzprophylaxe-Trainings.

WORKOUT MINI-PROGRAMME

Jedes Workout oder Mini-Programm behandelt einen Themenschwerpunkt und besteht aus drei Übungen mit den dazugehörigen Schwierigkeitsstufen (Levels) – leichtes Level, mittleres Level und schweres Level. Wählen Sie bitte das Level zu jeder Übung aus, das für Sie an Ihrem Trainingstag möglich ist. Dabei können Sie jede Übung 1-mal, mehrmals (z. B. 4 Wiederholungen) oder bis zu 1,5 Minuten (ca. 20 Wiederholungen) durchführen.

Suchen Sie sich das Programm aus, mit dem Sie starten möchten:

- Worauf haben Sie Lust?
- Welche Muskeln wollen Sie trainieren?
- Wie möchten Sie Ihre vorhandene Fitness, z. B. vom regelmäßigen Schwimmen, mit einem Training zu Hause ergänzen?

Was Sie auch antreibt: Legen Sie los!

1

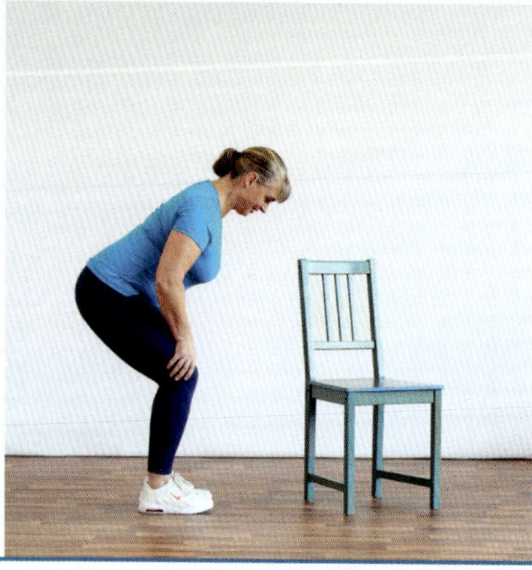

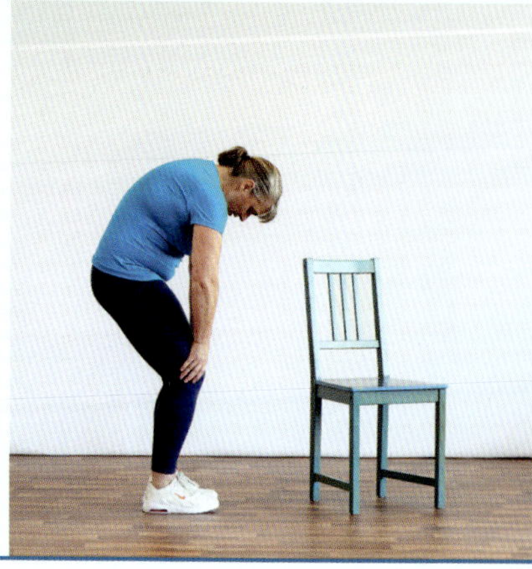

2

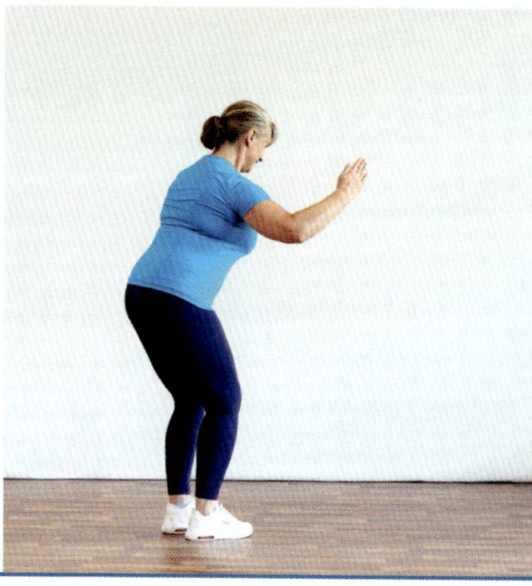

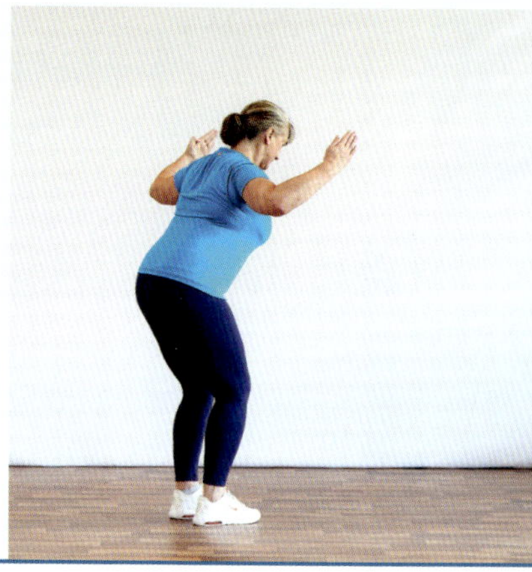

3

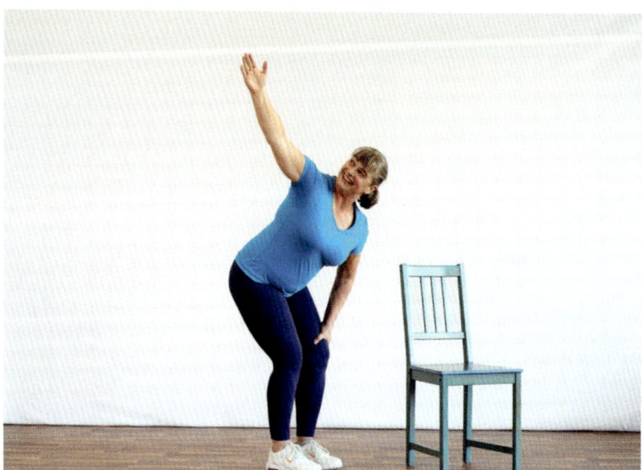

Gutes für den Rücken im Stehen

Die Mini-Programme für den Rücken machen Ihre Wirbelsäule beweglich, kräftigen die Muskulatur rund um diese und fördern eine gute Haltung und Aufrichtung.

1 Wirbelsäulenkatze (S. 80)

2 Schulterblattzieher (S. 94)

3 Wirbelsäulen-Twist (S. 81)

Achten Sie auf eine aktive Bauchspannung während der Übungsausführung.

1

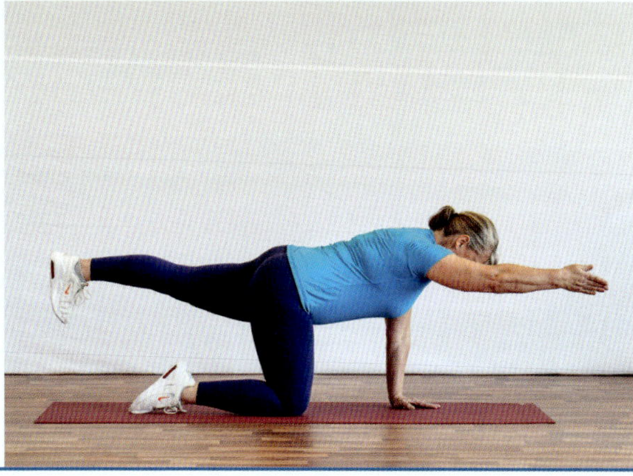

2

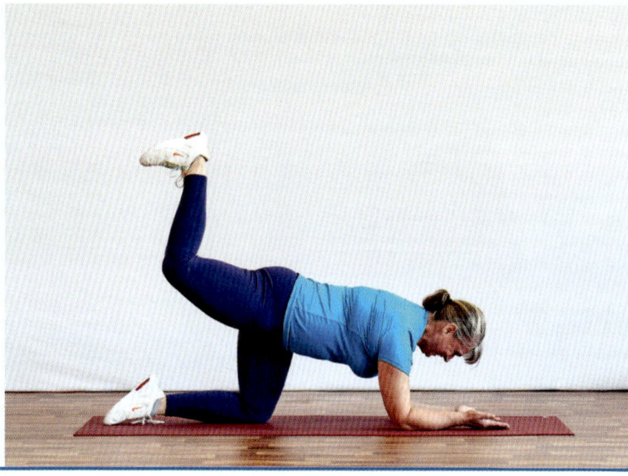

3

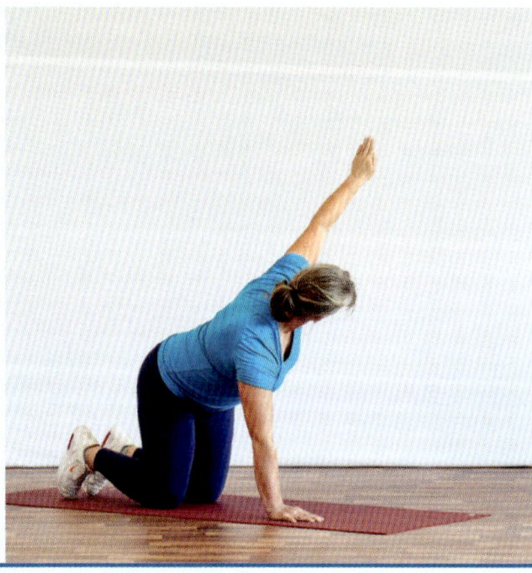

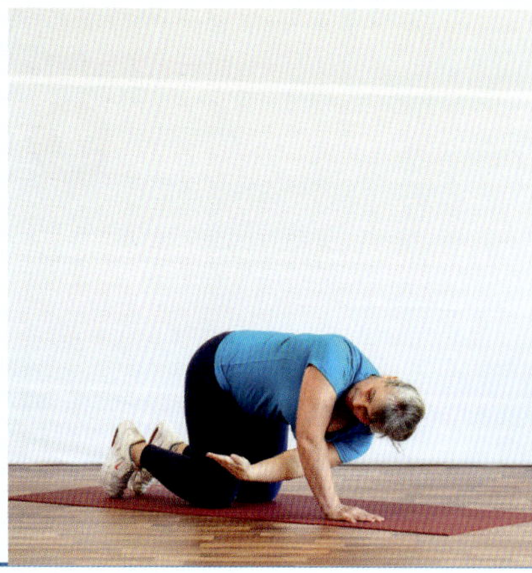

Gutes für den Rücken im Vierfüßlerstand

Die Mini-Programme für den Rücken machen Ihre Wirbelsäule beweglich, kräftigen die Muskulatur rund um diese und fördern eine gute Haltung und Aufrichtung.

1 Diagonalzug (S. 68)

2 Gesäßpresse (S. 40)

3 Brustwirbelsäulen-Rotation (S. 66)

Nach den Stützübungen können Sie Ihre Handgelenke entlasten, indem Sie sie in alle Richtungen bewegen. Weitere Entlastungsübungen finden Sie auf Seite 92.

1

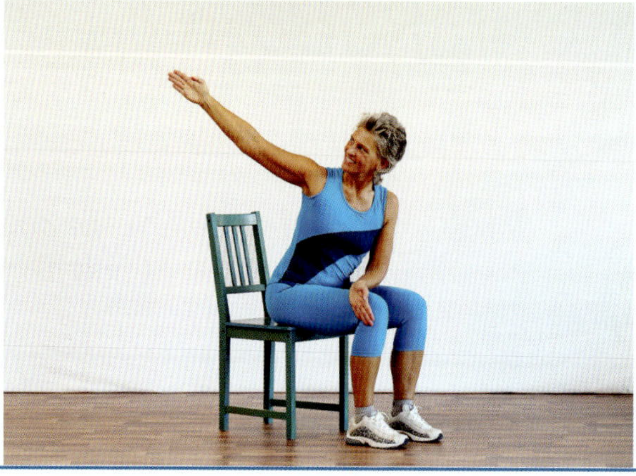

2

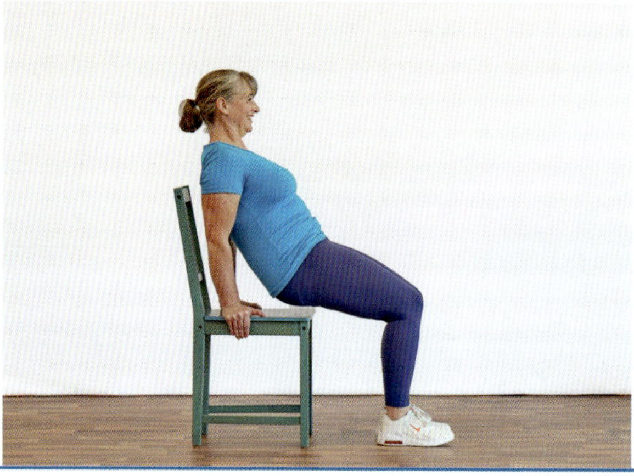

3

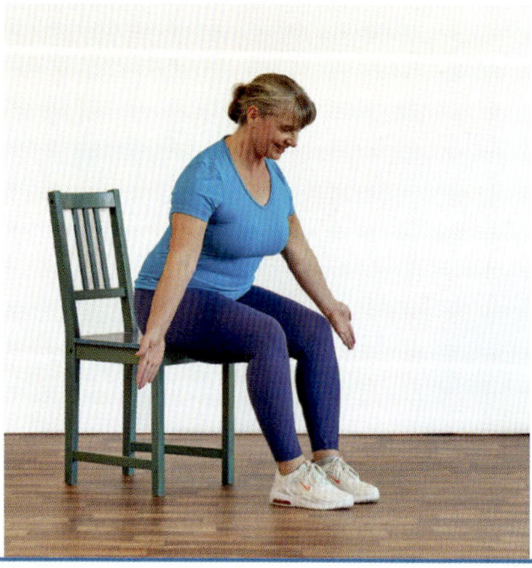

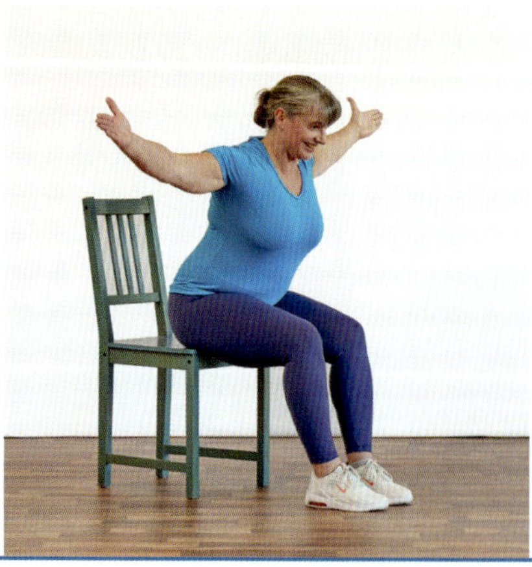

Gutes für den Rücken mit dem Stuhl

Die Mini-Programme für den Rücken machen Ihre Wirbelsäule beweglich, kräftigen die Muskulatur rund um diese und fördern eine gute Haltung und Aufrichtung.

1 Rumpf-Rotation (S. 76)

2 Stütz rücklings (S. 54)

3 Fliegender Adler (S. 90)

Ziehen Sie Ihre Schulterblätter aktiv nach hinten-unten in Richtung Becken. Dabei versuchen Sie, den Abstand zwischen den Ohrläppchen und den Schultern zu vergrößern.

1

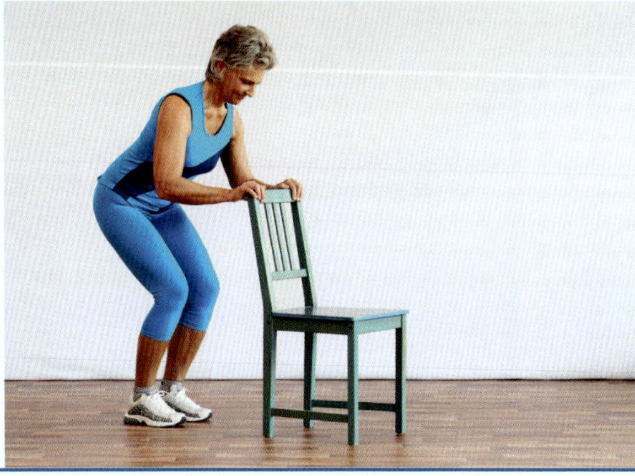

2

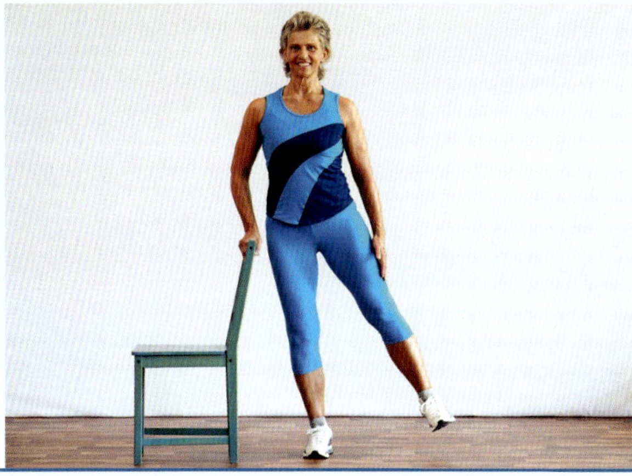

3

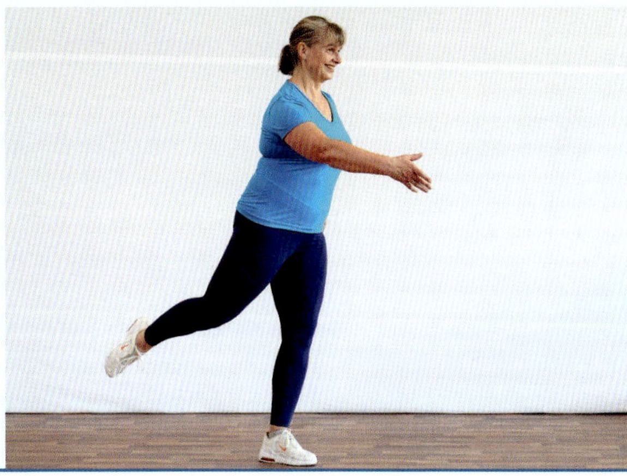

Stehen wie ein Fels

Dieses Workout fördert Ihre Standkraft sowie Ihre Kniestabilität und trainiert alle Muskeln im Hüftbereich.

1 Kniebeuge (S. 42)

2 Beinabspreizer (S. 36)

3 Beinschwingen (S. 50)

Richten Sie sich vor jeder Übung zu Beginn in Ihrer vollen Länge auf, indem Sie die Wirbelsäule strecken. Spannen Sie auch aktiv Ihre Rumpfmuskulatur an.

1

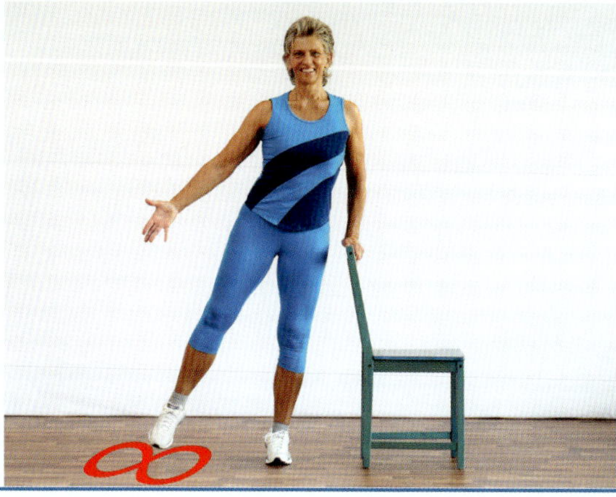

2

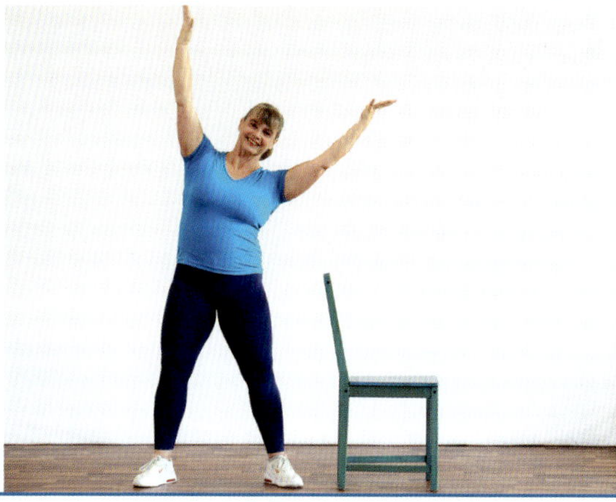

3

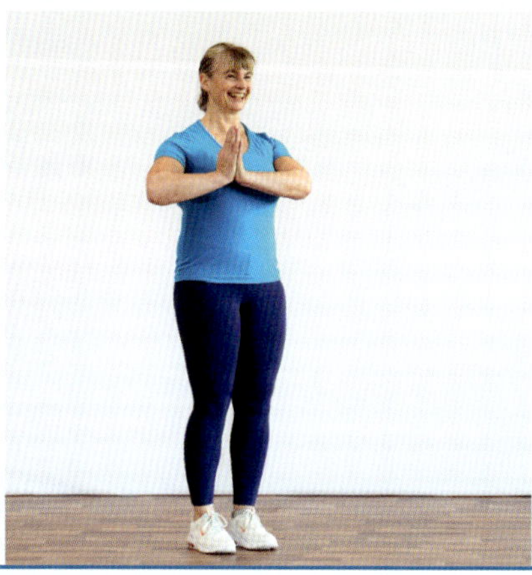

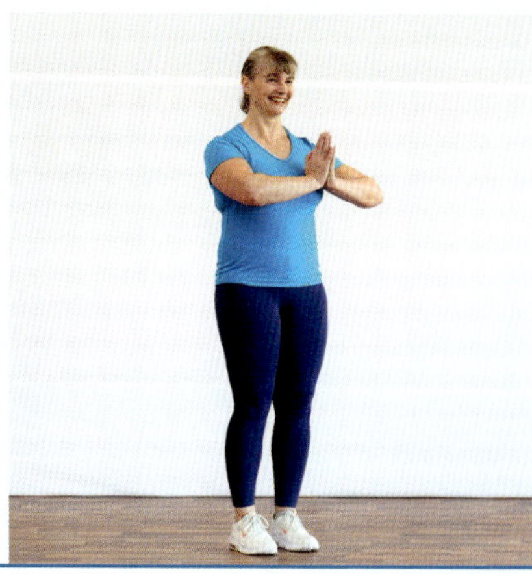

Standhaft wie ein Baum

In diesem Workout richtet sich der Fokus auf die Verbesserung des Gleichgewichts und die Aktivierung der stabilisierenden Muskulatur um die Gelenke: Fuß, Knie und Hüfte.

1 8er-Kreise (S. 47)

2 Baumkronen-Schaukel (S. 48)

3 Standhafter Baum (S. 78)

Fordern Sie sich heraus! Das Motto dieser Übungen lautet „Wackeln ist das Training". Wenn Sie sich sicher genug fühlen, trainieren Sie ohne sich festzuhalten!

1

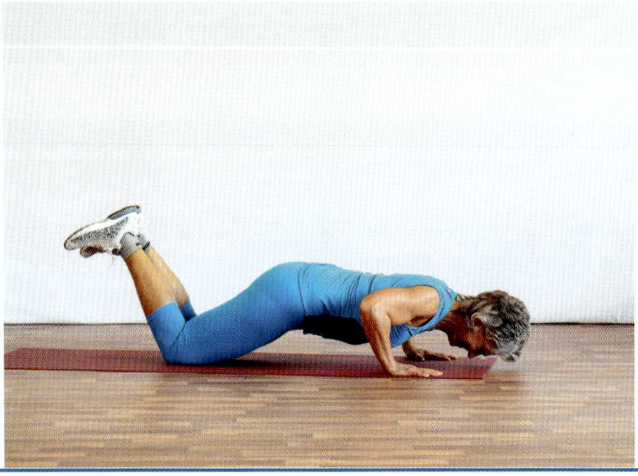

2

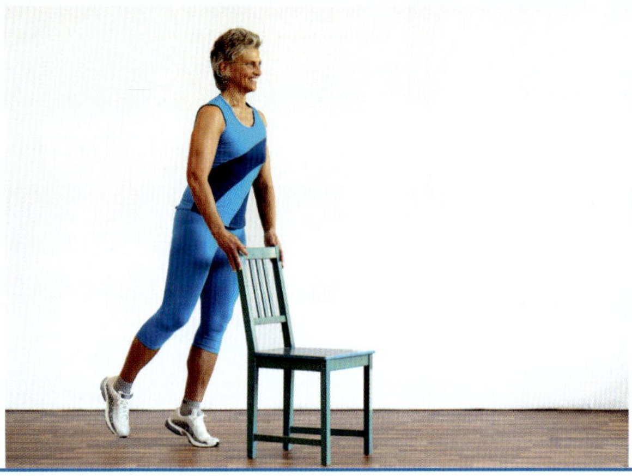

3

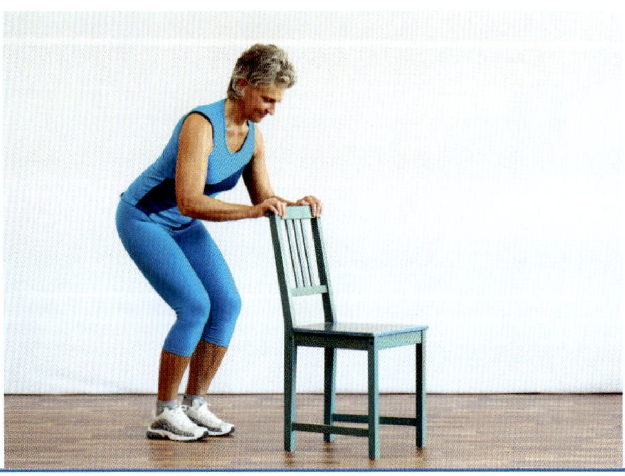

Muckibuden-Workout ohne Geräte

Die beiden Muckibuden-Workouts kräftigen und formen Ihren ganzen Körper vom Fuß bis zum Kopf, von der Wade über die Gesäß- und Brustmuskulatur bis zu den Rücken- und Armmuskeln.

1 Liegestütze (S. 70)

2 Wadenheber (S. 29)

3 Kniebeuge (S. 42)

Beginnen Sie mit dem Workout ohne Zusatzgerät und steigern Sie sich nach einiger Zeit, indem Sie das Programm mit den Übungen mit dem Gummiband erweitern (S. 117).

1

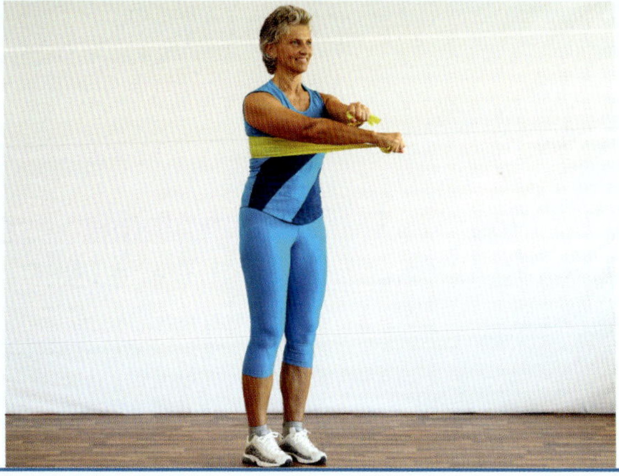

2

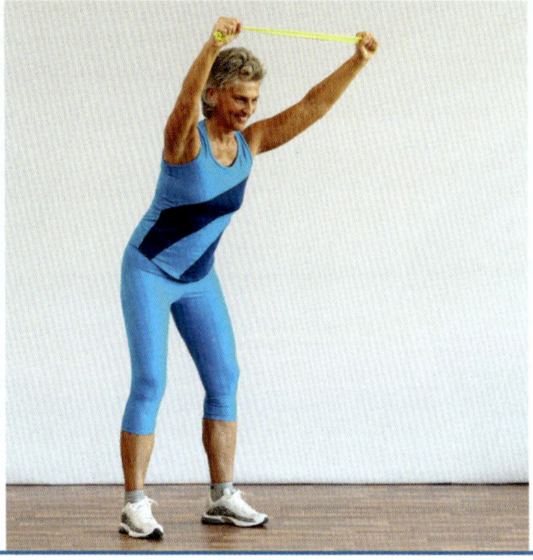

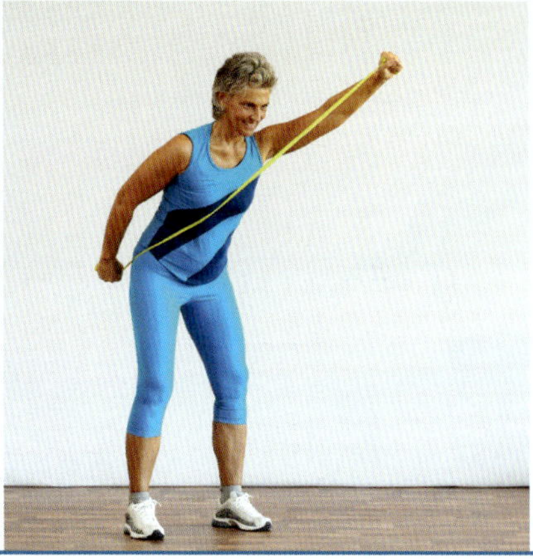

3

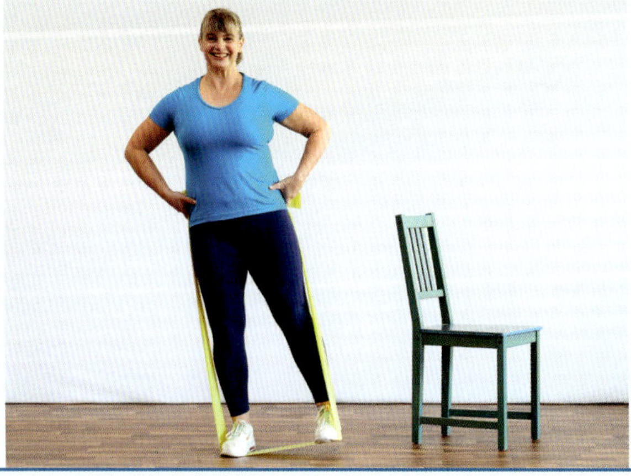

Muckibuden-Workout mit Gummiband

Die beiden Muckibuden-Workouts kräftigen und formen Ihren ganzen Körper vom Fuß bis zum Kopf, von der Wade über die Gesäß- und Brustmuskulatur bis zu den Rücken- und Armmuskeln.

1 Brustdrücker (S. 64)

2 Rückenzug (S. 74)

3 Beinabspreizer (S. 36)

Achten Sie aus Sicherheitsgründen darauf, dass sich keine Risse im Gummiband befinden, und führen Sie die Übungen mit dem Gummiband mit aktiv geführten Bewegungen durch.

1

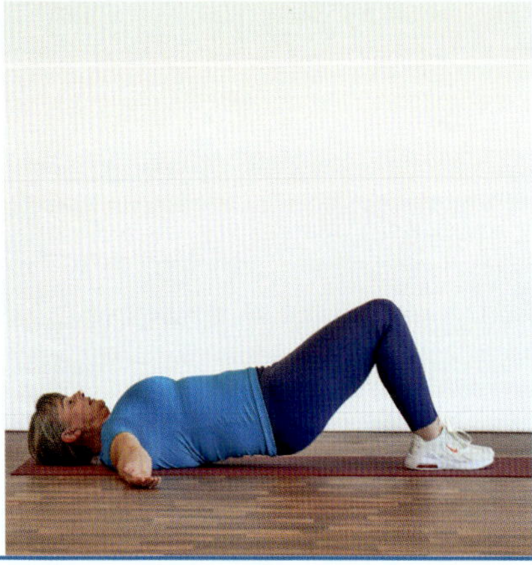

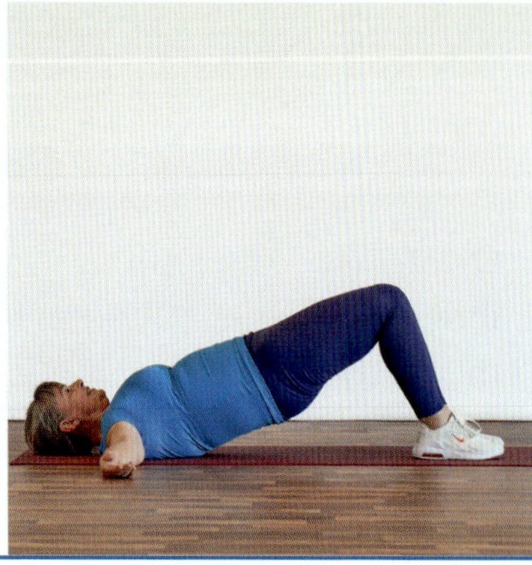

2

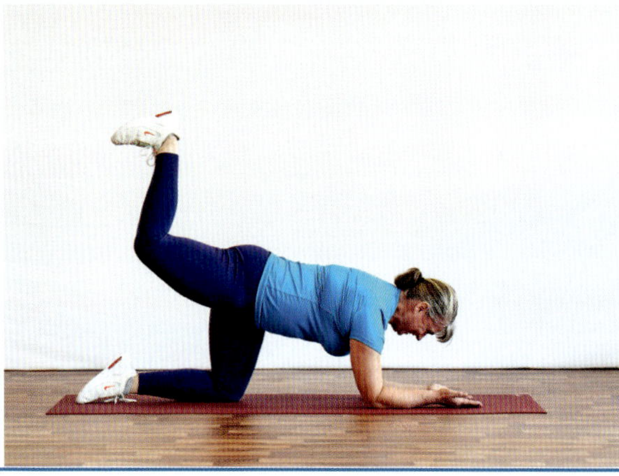

3

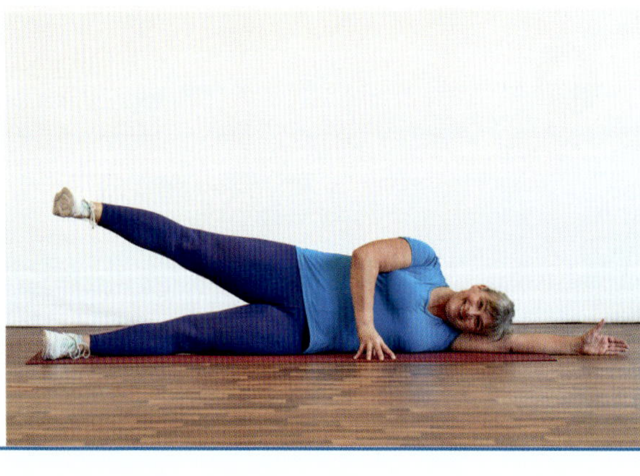

Kurz und knackig für das Gesäß

Dieses Workout kräftigt alle Muskeln rund um Ihr Becken und Ihre Hüftgelenke mit dem besonderen Fokus auf die Gesäßmuskulatur.

1 Beckenheber (S. 30)

2 Gesäßpresse (S. 40)

3 Beinabspreizer (S. 34)

Lockern Sie Ihre Beinmuskulatur nach jeder Übung, indem Sie sie sanft ausschütteln, etwas massieren oder mit den Händen ausstreichen.

1

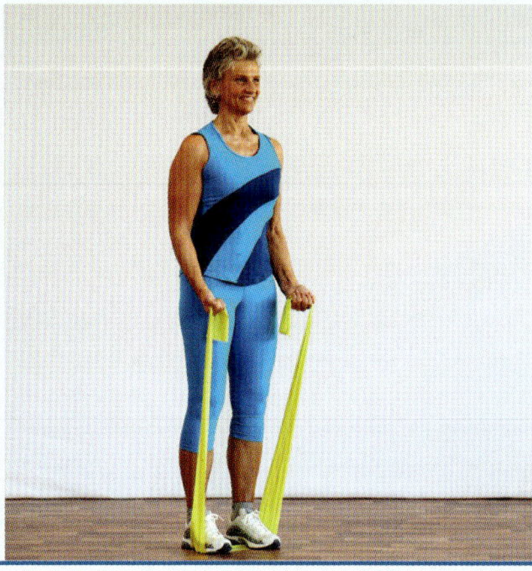

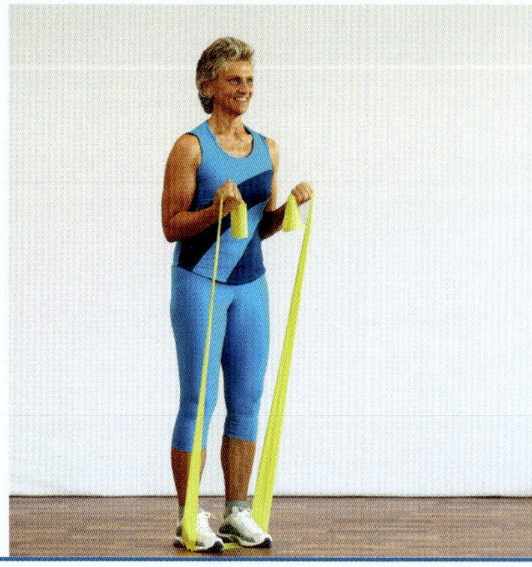

2

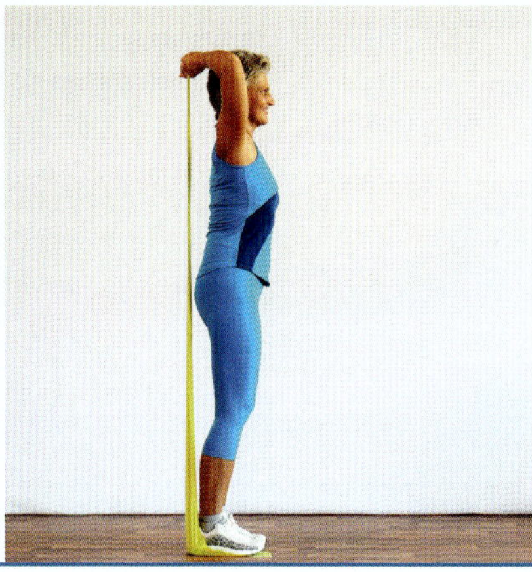

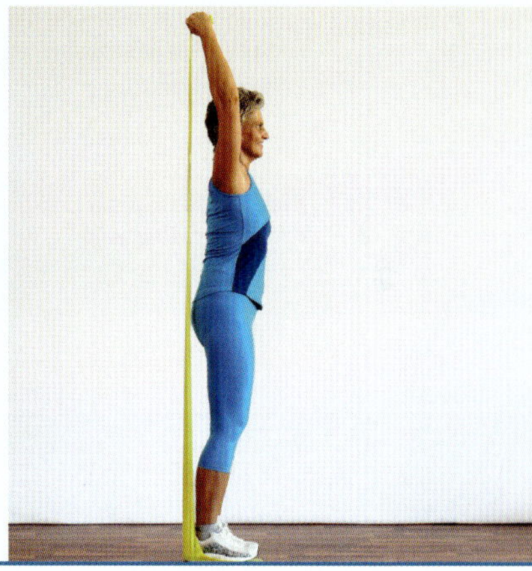

3

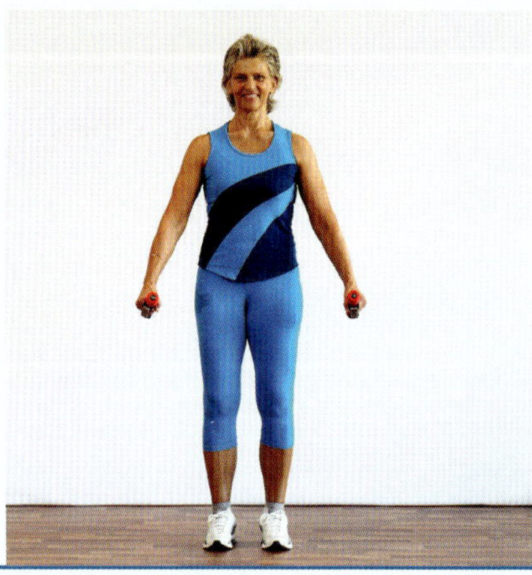

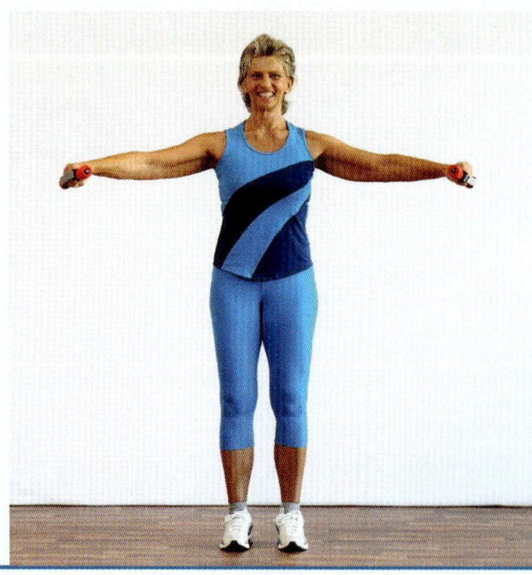

Arme wie Arnold

Dieses Mini-Programm fördert Ihre Armkraft für alle Alltagssituationen.

1 Armbeuger (S. 84)

2 Armstrecker (S. 88)

3 Seitheben (S. 96)

Beenden Sie die jeweilige Übung erst, wenn Sie eine deutliche Ermüdung in der Armmuskulatur wahrnehmen oder Sie die maximale Übungsdauer von 1,5 Minuten erreicht haben.

1

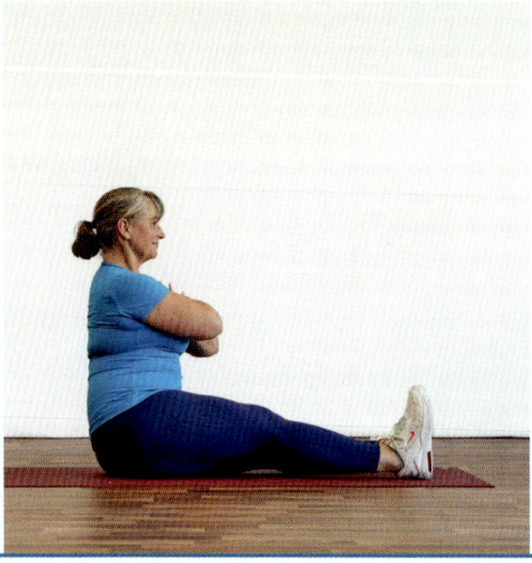

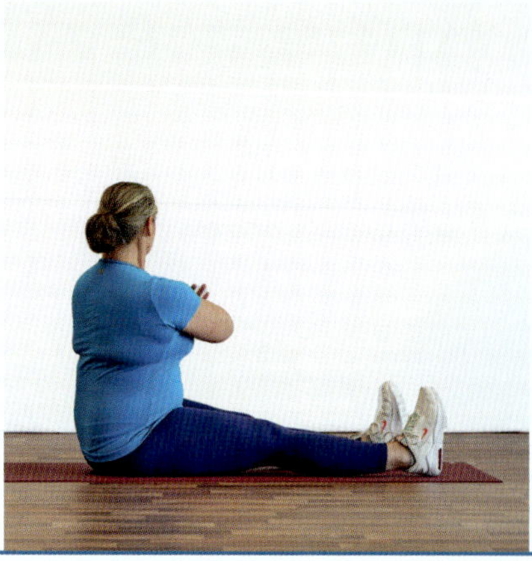

2

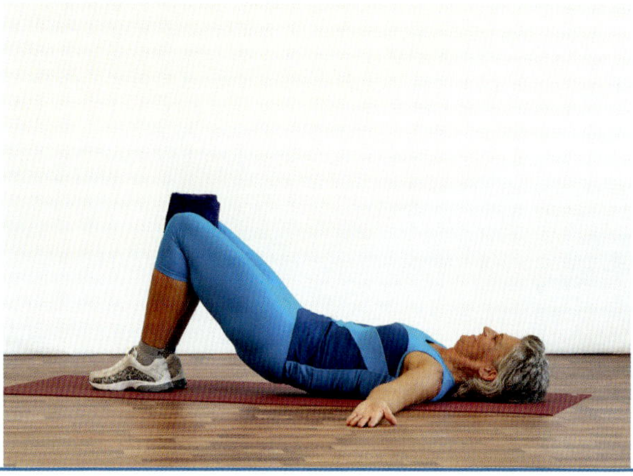

3

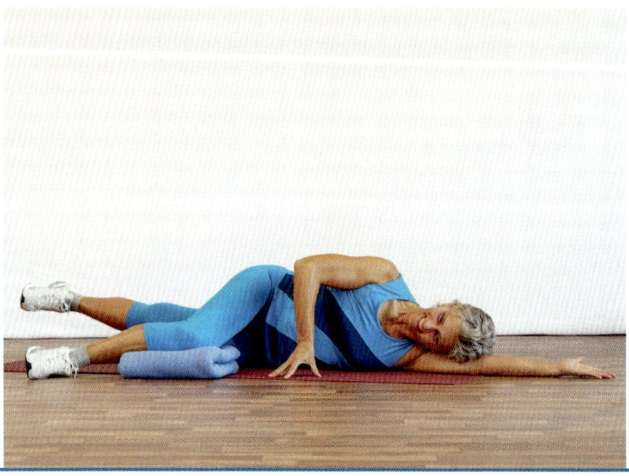

Beckenbodenfitness

Mit diesem Übungsprogramm kräftigen Sie Ihre Beckenbodenmuskulatur und deren unterstützende Muskeln.

1 Becken-Wandern (S. 58)

2 Beckenwelle (S. 60)

3 Beinanzieher (S. 38)

Üben Sie vorab die Ansteuerung der verschiedenen Beckenbodenmuskelschichten sitzend auf einem Stuhl (S. 57) und versuchen Sie, diese Aktivierung in die oben genannten Übungen zu integrieren.

1

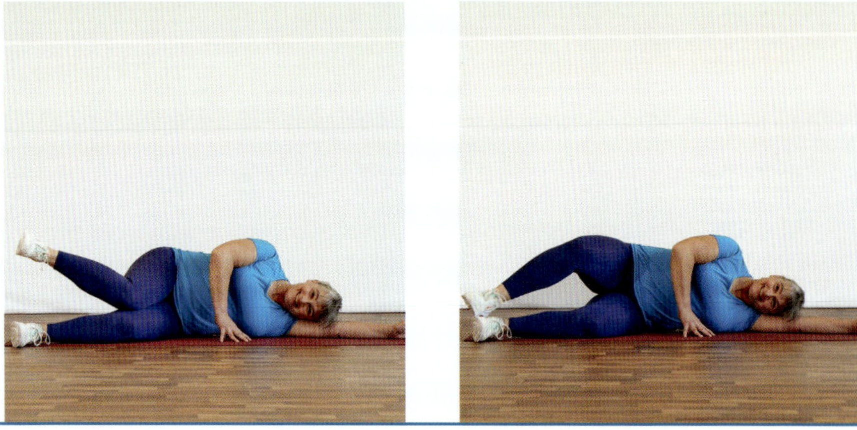

2

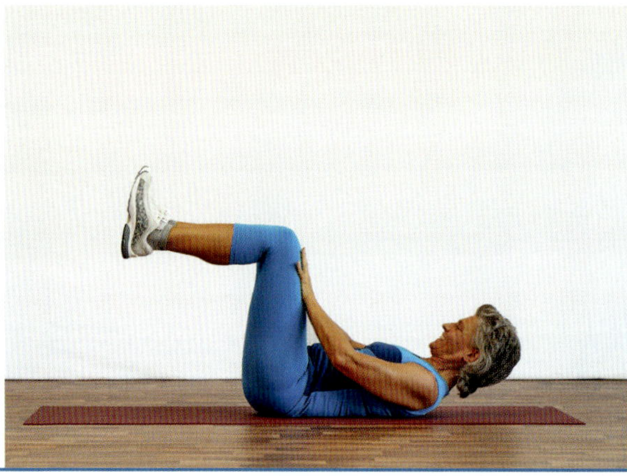

3

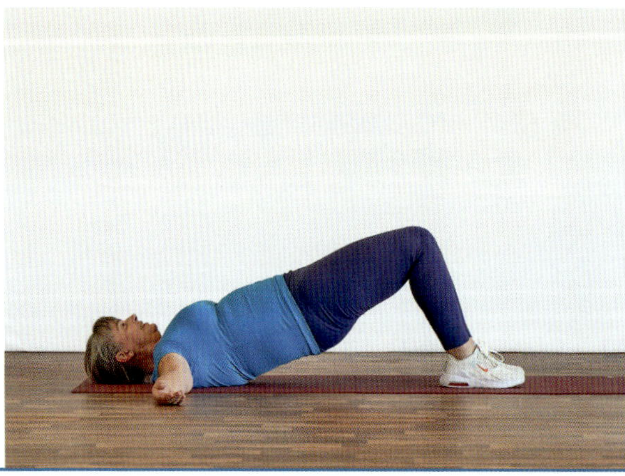

Bauch – Beine – Po

Der Name ist Programm: Hier finden Sie drei Power-Übungen für Bauch, Beine und Gesäß.

1 X & O (S. 44)

2 Wegschieber (S. 61)

3 Beckenheber (S. 30)

Aktivieren Sie zuerst Ihre Körpermitte, indem Sie den Bauchnabel nach innen-oben ziehen, bevor Sie mit der Übungsausführung beginnen.

1

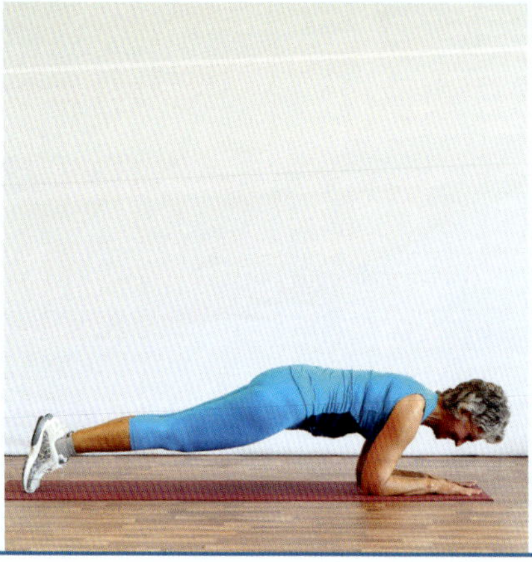

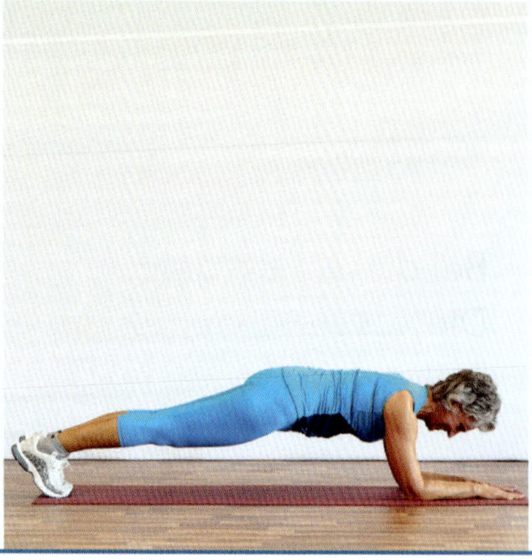

2

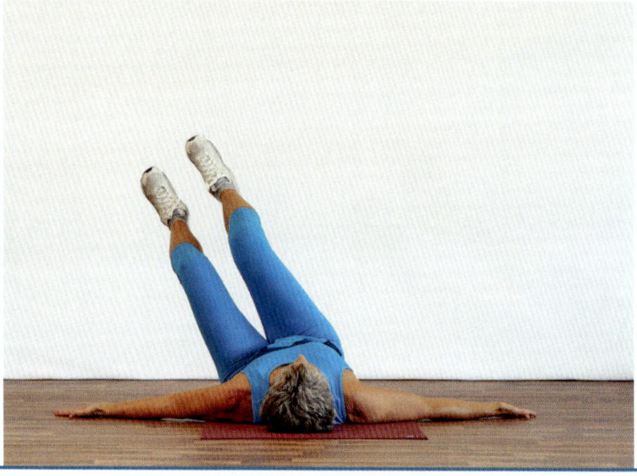

3

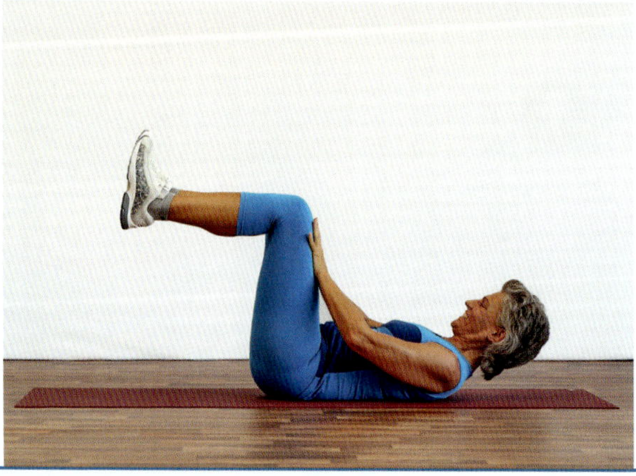

B. M. W.
Bauch muss weg

Bei diesem Programm dreht sich alles um die Körpermitte. Die ausgewählten Übungen fordern Ihre Bauchmuskulatur, mal stabilisierend, mal dynamisch.

1 Plankenschieber (S. 52)

2 Beckenroller (S. 62)

3 Wegschieber (S. 61)

Aktivieren Sie zuerst Ihre tiefliegenden Bauchmuskeln, indem Sie den Bauchnabel nach innen-oben ziehen.

1

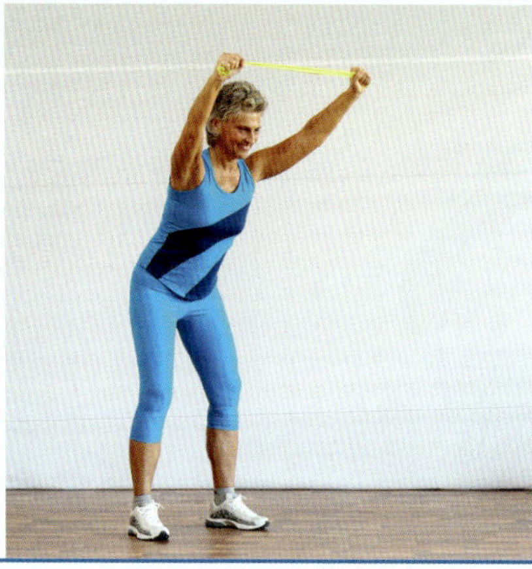

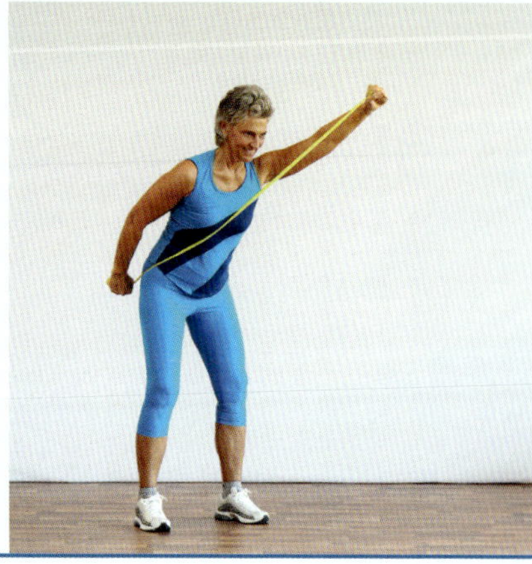

2

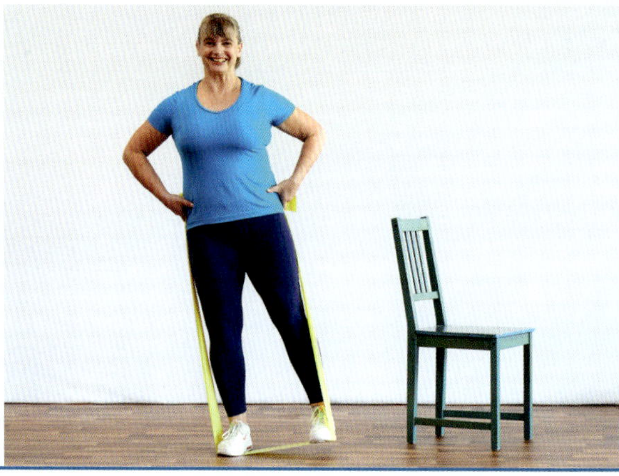

3

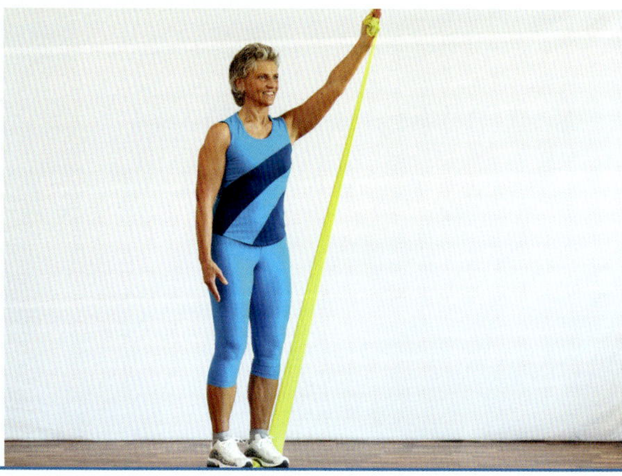

Fit mit dem Gummiband

Dieses Mini-Programm mit dem Gummiband legt den Fokus auf kräftigende und mobilisierende Übungsaspekte.

1 Rückenzug (S. 74)

2 Beinabspreizer (S. 36)

3 Armkreise (S. 86)

Passen Sie die Bandlänge bzw. die Bandstärke Ihrem Leistungslevel an.

1

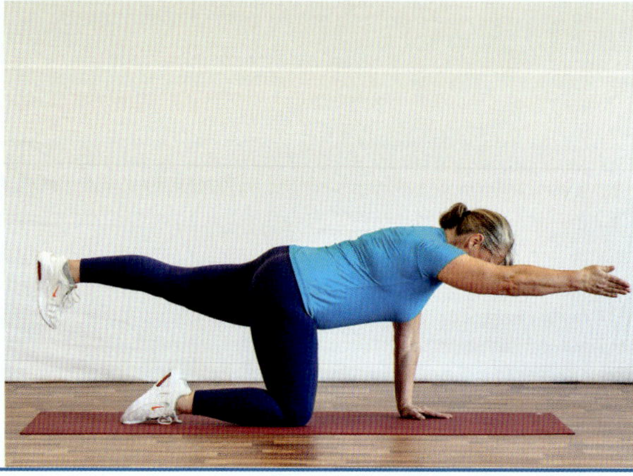

2

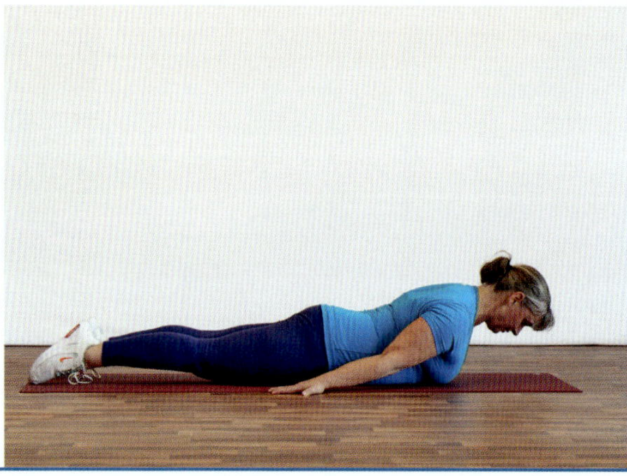

3

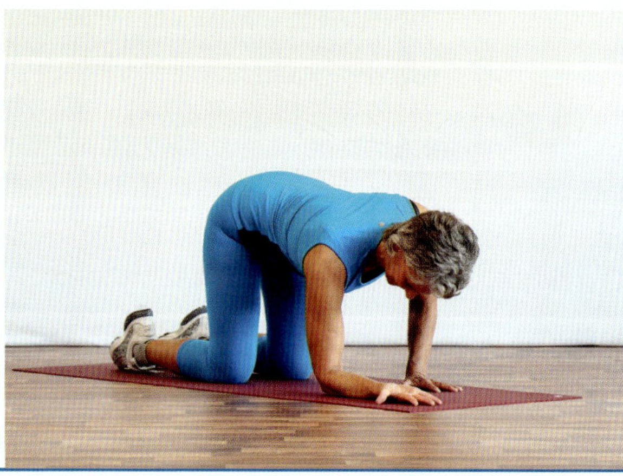

Starker Rumpf

Ein klassisches Kräftigungsprogramm für eine starke Rücken- und Rumpfmuskulatur zur Förderung Ihrer guten Haltung und Aufrichtung des Körpers.

1 Diagonalzug (S. 68)

2 Rückenstrecker (S. 72)

3 Stützwechsel (S. 98)

Aktivieren Sie immer bewusst vor Übungsbeginn Ihre Bauchmuskulatur zum Schutz der Wirbelsäule.

1

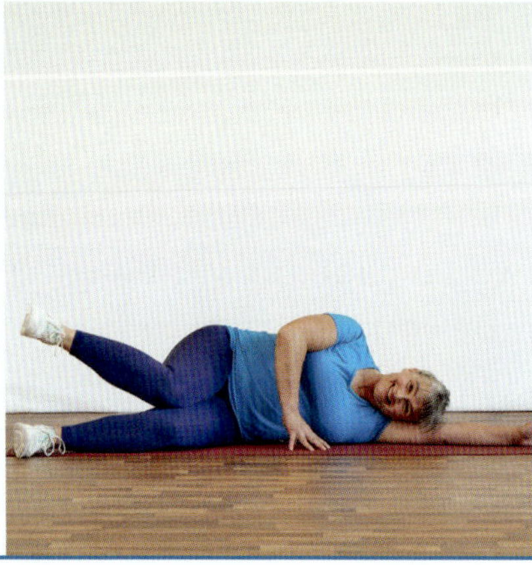

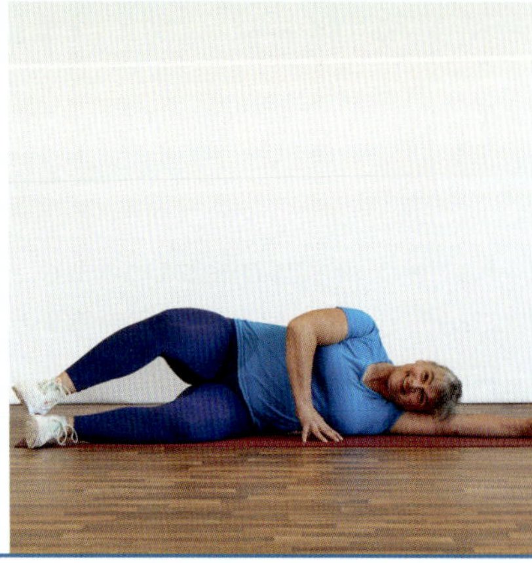

2

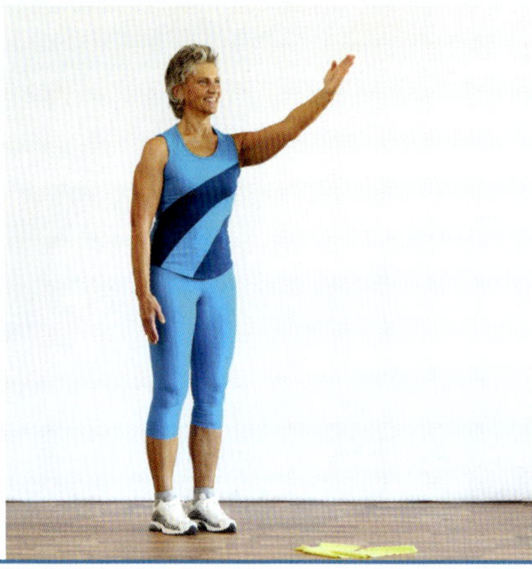

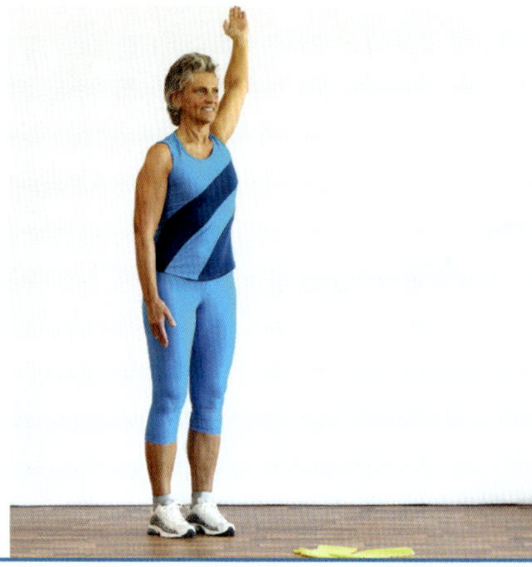

3

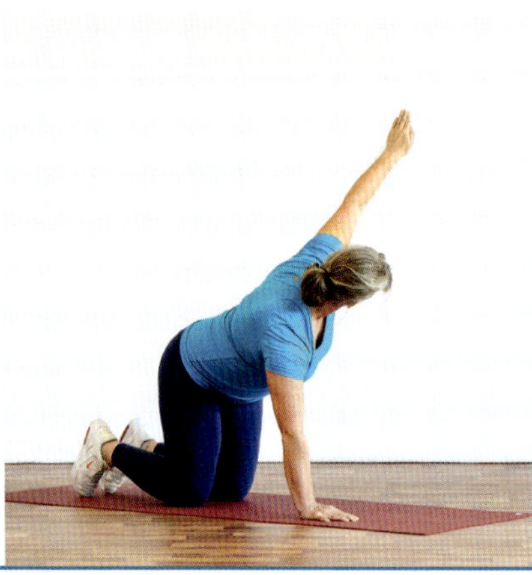

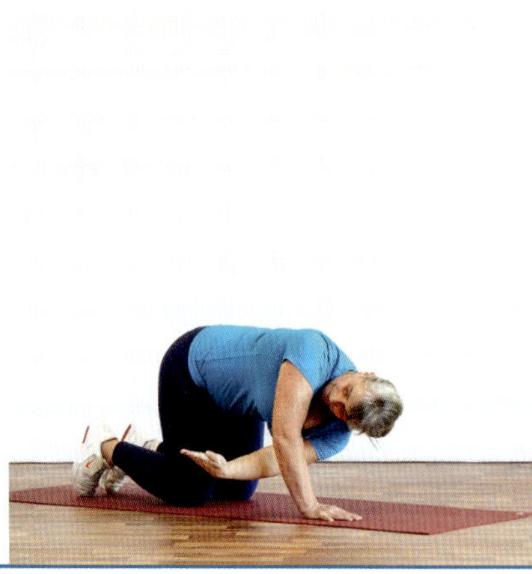

Kraftvolle Beweglichkeit für freie Gelenke

Für ein kraftvolles und freies Bewegungsgefühl im Alltag fokussiert dieses Programm Kraft und Bewegungsweite in Schulter, Hüfte und Wirbelsäule.

1 X & O (S. 44)

2 Armkreise (S. 86)

3 Brustwirbelsäulen-Rotation (S. 66)

Versuchen Sie, alle Übungen kraftvoll mit großer Aufmerksamkeit auf die Bewegungsweite auszuführen.

Ausklang

Wenn Ihnen das Kraft-Training mit den Mini-Programmen Freude bereitet, ergänzen Sie Ihr Workout mit verschiedenen Dehnübungen. Erhalten Sie sich nicht nur Ihre Kraft und Koordination, sondern auch Ihre Geschmeidigkeit und Flexibilität. Wir empfehlen Ihnen unser Buch „Wohlfühl-Stretching für Senioren" (ISBN 978-3-948106-13-3).

Anke Haberlandt und Ilka Holst

Über die Autorinnen

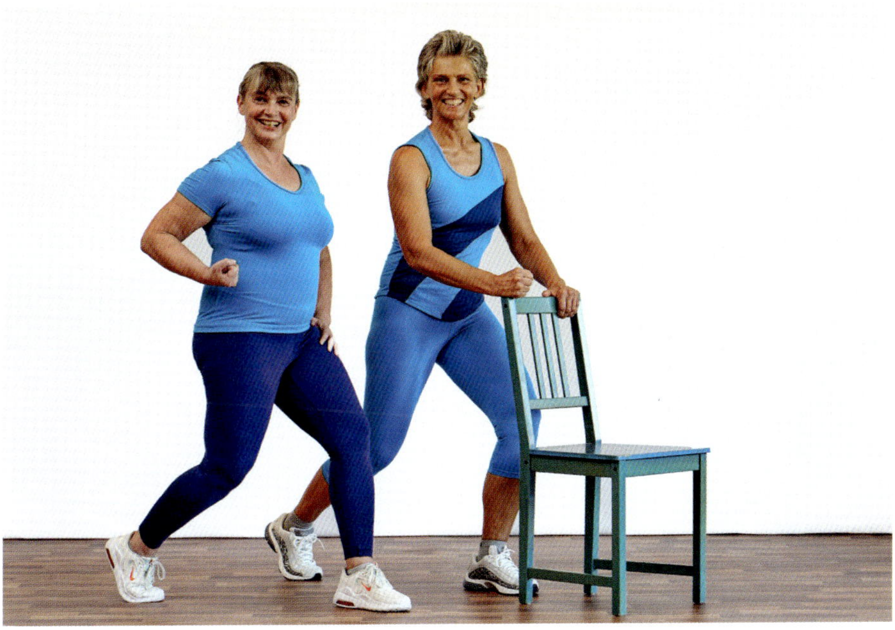

ANKE HABERLANDT

bringt als Diplom-Sportlehrerin, lizenzierte Group-Fitness-Trainerin und Rückenschullehrerin Bewegung und Schwung in Ihr Leben. Seit vielen Jahren engagiert sie sich als nationale Referentin und Ausbilderin für verschiedene Sportverbände in den Bereichen Group-Fitness, Rücken- und Core-Training sowie Pilates. Als Expertin für Gesundheitsthemen im Bereich Bewegung entwickelt sie Konzepte für Firmen und Sportanbieter. Sie ist Inhaberin eines Gymnastikstudios und gibt mit großer Leidenschaft ihre Erfahrung an die Teilnehmenden weiter.

ILKA HOLST

arbeitet seit über zwanzig Jahren als Unternehmerin im Bereich Sport, Wellness und Personal-Training. Mit viel Herz und Professionalität hilft sie als Gesundheitsexpertin, Einzelpersonen, Gruppen und Unternehmen ihren individuellen Weg zu mehr Wohlgefühl, Gesundheit und Balance zu finden. Sie entwickelt zudem Konzepte für Firmen und Verbände. Als Shiatsu-Praktikerin steht bei ihren vielfältigen Angeboten der Mensch als Ganzes im Vordergrund. Healthy Life!